口腔清醒镇静技术

Conscious Sedation for Dentistry

（原著第 2 版）

原　　著　[英]N. M. Girdler

　　　　　C. M. Hill

　　　　　K. E. Wilson

主　　译　张　惠　刘　冰

译　　者　（按姓氏笔画排序）

　　　　　王沛娟　王晓霞　冯彩华

　　　　　刘　冰　孙　萌　李　慧

　　　　　张　惠　张亚秋　郭　俊

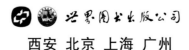

世界图书出版公司

西安 北京 上海 广州

图书在版编目（CIP）数据

口腔清醒镇静技术 /（英）N.M. 格德勒（N. M. Girdler），（英）C.M. 希尔（C. M. Hill），（英）K.E. 威尔逊（K. E. Wilson）著；张惠，刘冰主译 . —西安：世界图书出版西安有限公司，2022.6

书名原文：Conscious Sedation for Dentistry
ISBN 978-7-5192-8834-1

Ⅰ . ①口… Ⅱ . ① N… ② C… ③ K… ④张… ⑤刘… Ⅲ . ①口腔－止痛 Ⅳ . ① R781.05

中国版本图书馆 CIP 数据核字（2022）第 026956 号

Conscious Sedation for Dentistry, 2nd Edition by N. M. Girdler, C. Michael Hill and Katherine E. Wilson
ISBN:9781119274476

This edition first published 2018 © 2018 John Wiley & Sons Ltd
Edition History © 2009 N. M. Girdler, C. M. Hill, K. E. Wilson

书　　名	口腔清醒镇静技术	
	KOUQIANG QINGXING ZHENJING JISHU	
原　　著	[英] N. M. Girdler　　C. M. Hill　　K. E. Wilson	
主　　译	张　惠　刘　冰	
责任编辑	马元怡	
装帧设计	新纪元文化传播	
出版发行	世界图书出版西安有限公司	
地　　址	西安市锦业路 1 号都市之门 C 座	
邮　　编	710065	
电　　话	029-87214941　029-87233647（市场营销部）	
	029-87234767（总编室）	
网　　址	http://www.wpcxa.com	
邮　　箱	xast@wpcxa.com	
经　　销	新华书店	
印　　刷	西安金鼎包装设计制作印务有限公司	
开　　本	787mm×1092mm　　1/16	
印　　张	9.25	
字　　数	170 千字	
版　　次	2022 年 6 月第 1 版	
印　　次	2022 年 6 月第 1 次印刷	
版权登记	25-2018-112	
国际书号	ISBN 978-7-5192-8834-1	
定　　价	126.00 元	

医学投稿　xastyx@163.com　‖　029-87279745　029-87279675
☆如有印装错误，请寄回本公司更换☆

序

　　舒适化医疗是指缓解患者焦虑情绪，消除患者不适和疼痛，让患者在就诊过程中享受生理和心理的双重舒适。这一理念由 Katharine Kolcaba 医生于1992 年提出。随着我国社会经济发展以及医疗技术的进步，这一理念逐渐传入中国，并被越来越多人所认可。

　　舒适化医疗理念与空军军医大学口腔医院在 20 世纪 90 年代所倡导口腔治疗的三大理念之一"无痛治疗"不谋而合。该院是国内最早开展口腔舒适化治疗的医院，其麻醉科则是这一理念的忠实践行者和积极推动者。他们建立了口腔镇静镇痛中心，常年开设笑气镇静培训班，为全国培养了近万名掌握口腔舒适化诊疗技术的医务人员，让无数患者享受了舒适的口腔诊疗过程。2010 年，中华口腔医学会颁发《口腔治疗中笑气－氧气吸入镇静技术应用操作指南》及相关管理规范，大大推动了这一技术的普及。近年来，越来越多的麻醉医生参与到口腔舒适化治疗中，使这一技术更加深入也更加广泛，静脉镇静、全身麻醉等都已成为口腔舒适化治疗的组成部分。

　　"行之力则知愈进，知之深则行愈达"，多年实践中，我们体会到口腔舒适化不是单一技术，而是由多项技术组成的系统工程。《口腔清醒镇静技术》这本书正是通过多层次的章节设置、立体的内容架构、详细深入的讲解将这一系统工程生动展现在读者面前。

　　本书的主译张惠教授是一位优秀的麻醉医生，她在 21 世纪初前往美国专项学习口腔舒适诊疗技术，师从国际著名口腔麻醉专家 Dominic P. Lu 教授。张惠教授是国内首位获得美国牙科镇静镇痛执照的麻醉医生。二十年来，她一直致力舒适诊疗技术的研究和推广，与徐礼鲜等教授一起创立了我国的口腔镇静镇痛专委会，组织了大规模的宣讲实操培训，足迹遍布我国多地，使我国的口腔舒适诊疗得到快速普及。这本书就是她和她的同事们在此领域中的又一精心之作。

　　健康是人民幸福和社会发展的基础，舒适是人民对医疗过程的共同向往。作为医疗工作者，助力健康中国，满足人民舒适化诊疗需求是义不容辞的责任。《口腔清醒镇静技术》将是一部好的教科书，帮助大家全面、系统、精准地掌握口腔舒适诊疗技术。希望这本书的出版，能让更多有意致力于口腔舒适化治疗的读者得到帮助、有所收获、有所提升，从而让更多患者由此受益。

中国工程院院士
空军军医大学第三附属医院

译者序

由英国纽卡斯尔大学及卡迪夫大学教授编著的《口腔清醒镇静技术》一书的中译本，在空军军医大学第三附属医院麻醉科医生的共同努力下，终于可以奉献给广大读者。

全书共 10 个章节，围绕口腔清醒镇静这一主题，从焦虑管理、解剖学和生理学基础、患者评估、不同镇静技术、并发症和紧急事件处理等不同方面，系统讲述口腔清醒镇静临床实践涉及的各项内容。

20 世纪 90 年代，口腔镇静技术传入中国，越来越多口腔医生和麻醉医生关注该项技术。然而，由于我国口腔医生培养体系与国外的不同，大部分口腔医生在本科或研究生教育中并未接触过该项技术；有意从事该项技术的麻醉医生，也因口腔治疗与手术室内外科操作不同，需要进一步了解口腔镇静实施特点。因此，系统性介绍该项技术生理学、药理学基础知识及临床实施细节，对保证患者安全、指导临床实践具有重要意义。本书首次被翻译成中文，就是希望借此建立口腔医生和麻醉医生之间的纽带。这也是我们选择将这本书介绍给读者的初心。

《口腔清醒镇静技术》一书旨在为没有接受过麻醉系统培训的口腔医生提供扎实的理论基础，为不了解口腔治疗的麻醉医生提供知识框架的更新。该书中文版是所有译者的诚意之作，参加翻译的各位老师无不精益求精、字斟句酌，既力求精准传达原作者的主张，又尽可能使用符合中文特点的专业术语。本书不仅涉及临床操作，还包括焦虑管理、解剖学及生理学基础等一系列内容。因此，翻译工作难免存在疏漏和不够精准的地方，真诚希望您对于不当之处予以指正。

希望借此书为致力于口腔镇静的中国医生提供沟通交流的桥梁，我们共同进步，共同向未来！

张 惠 刘 冰

郑重声明

本书内容是为了进一步科学研究和讨论，不能也不应该作为特殊患者的推荐、诊断或治疗的依据。鉴于研究在进行中、设备升级、政府政策的变化以及与药物、设备和装置的使用相关信息的不断改变，读者一定要评估每种药品、设备的包装说明书或说明书中提供的信息，警惕任何使用说明或指示的变化。虽然出版商和作者对这本书倾注心血，但不能完全保证陈述的准确性或完整性。销售代表、书面销售材料或促销人员同样无法保证。该书中引入的组织、网站或产品或相关的潜在信息并不意味着出版商和作者认可该信息或组织、网站或产品可能提供的服务或可能提出的建议。出版商不负责提供专业相关服务。此外，书中列出的网站可能已经改变或消失。出版商和作者均不对任何利润损失或任何其他商业损害负责，包括但不限于特殊的、附带的后果或其他损害。

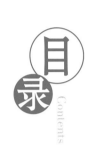

目录 Contents

焦虑的管理

引　言

本章的目的是向读者介绍牙科焦虑症的本质和发展过程，以助于理解患者的行为及其原因。这为牙科焦虑症患者实施清醒镇静打下基础。本章的后半部分解释了清醒镇静的发展过程、定义，以及口腔操作实践相关的最新指南。

"焦虑"是口腔治疗中使用清醒镇静的主要适应证之一。牙科焦虑症和恐惧症的发病率很高。2009年英国成人口腔健康调查显示，36%的成年人患有中度牙科焦虑症，超过12%的人属于重度牙科焦虑症。牙科焦虑症是公认的、接受口腔治疗的重要障碍，会导致患者逃避口腔治疗。还有报道认为，牙科焦虑症不仅影响患者，而且对治疗焦虑患者的口腔医生产生重要影响。治疗焦虑患者可能是口腔医生在日常工作中的主要压力来源。

牙科焦虑症是多种病因共同作用导致的，并随着时间的推移而改变和发展。随着儿童龋齿发病率的降低，口腔创伤性操作的影响也相应减少。其他因素的作用更加凸显——如家庭、朋友和同事的态度、媒体的影响或者牙科焦虑症的程度。

全方位了解牙科焦虑症很有必要，将有助于增强口腔医护人员识别和管理牙科焦虑症患者的意识。

害怕和焦虑是正常现象

害怕通常被认为是一种基本的情绪，在危险时刻增强了"战或逃"反应，表现为一种不愉快的感觉，包括焦虑或对已存在可预期的危险的恐惧。害怕贯穿于整个儿童期、青春期和成年期。

儿童时期强烈的害怕通常会随着心性成熟和理解能力的发展而消退。然而，如果它们持续存在，则可能导致"恐惧"的形成，即对特定物体、行为或状态产生持续性、非理性、强烈的恐惧。患者更抗拒改变，因此，恐惧给患者带来更多的痛苦并且难以克服。通常情况下，恐惧需要某种形式的心理或治疗干预。牙科恐惧症会导致患者忽视口腔健康及逃避口腔护理，比牙科焦虑症更难以管理。

因此，区分"恐惧"和"焦虑"非常重要。

焦 虑

焦虑是一种更为普遍的非特异性感觉，一种不愉悦的情绪状态，它给身体发出准备面对即将发生不愉快事情的信号。焦虑伴随着典型的生理和心理反应，包括以下内容。

常见的生理反应
- 心率增快
- 呼吸频率改变
- 出汗
- 颤抖
- 虚弱 / 疲劳

常见的心理反应
- 危险迫近感
- 无力感
- 紧张

恐 惧

恐惧被认为是害怕的一种形式
- 不合理及超范围需求的情况
- 超出控制范围
- 无法解释或说服
- 持续时间较长
- 无年龄特异性

牙科焦虑症的病因

牙科焦虑症发展相关的病因将从以下几个方面讨论：
- 一般性焦虑和心理发展
- 性别

- 创伤性口腔就诊经历
- 家庭和同龄群体的影响
- 特定的口腔治疗因素

一般性焦虑和心理发展

研究发现，牙科焦虑症取决于人格发展，与无助感和被遗弃感有关。因此，在评估孩子应对压力的能力时，考虑孩子的年龄和心理发展的程度是很重要的。

随着孩子的成长，他们的理解能力也随之提高，恐惧心理产生的根本原因也会发生改变。在婴儿期和幼儿早期，害怕通常是对周围环境的反应，例如巨大的噪音或若隐若现的物体。因此，可以理解年幼孩子的恐惧可能会与口腔治疗中的声音、气味，以及穿临床制服的口腔医生和护士有关。

到了学龄早期，恐惧对象的范围进一步扩大，包括黑暗、孤独、想象的画面、特定的人、物体或事件（动物和雷声）。这也与口腔治疗过程类似，即儿童被留在牙科椅位上，与口腔医生独处，不确定要发生什么，对环境也不熟悉。

大约九岁时，孩子对身体受伤的恐惧开始变得强烈。因此，对于许多儿童来说，想到侵入性口腔操作可能会引起焦虑。随着孩子不断成长，他们更有能力重新评估潜在的威胁，并能够处理焦虑。

在青春期，恐惧和焦虑集中在社会接受度和个人成就上。一些青少年会特别在意自己的外表及同龄人的看法。

在成年期，虽然焦虑可以自然发展，但更常见的是与社会环境或不良经历有关。

性　别

关于性别对牙科焦虑症的影响，有不同的报道和观点。与男性相比，女性患者的牙科焦虑评分更高，并且，她们认为自己更害怕口腔治疗。在儿童的流行病学研究中，通常女孩的恐惧程度比男孩更高。这是否与以下因素有关，仍有很多争议。

- 男性不太愿意承认他们的焦虑
- 女性更脆弱
- 女性对焦虑的态度更加开放

创伤性口腔经历

负面的口腔就诊经历通常被认为是牙科焦虑症发展的主要因素，这种直接的负面经历包括疼痛事件、恐惧事件和导致牙科焦虑症发展的尴尬经历。这种经历可能发生在童年、青春期和成年期，然而，对于牙科焦虑症的发展，事件的性质似乎比它发生的年龄更重要。

创伤性口腔经历也可能与消极行为有显著关系，并可能是儿童牙科焦虑症发展的重要因素。

家庭和同龄人的影响

口腔医生可控因素之外的影响通常可以加剧牙科焦虑症的发展。关于口腔治疗肆意的评论、对话及负面建议都可能引起儿童的恐惧以及对口腔治疗期间不愉快经历的预期。这些负面评论可能来自家庭成员或同龄人。

特定的口腔治疗因素

特定的口腔治疗被定义为牙科焦虑症的直接因素，两种最令人焦虑的内容是注射和钻磨。其他因素也起到了一定的作用，例如害怕医生的批评、医生的态度和行为方式以及口腔治疗的环境。医生的态度可能导致牙科焦虑症的发展。例如，一名口腔医生滥用信任可能会导致所有口腔医生都不被信任。图 1.1 显示的是儿童牙科恐惧模型（Chapman， Kirby-Turner，1999）。

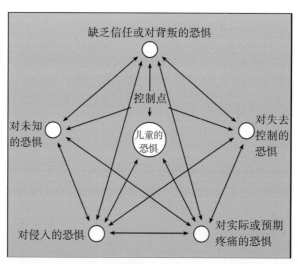

图 1.1　Chapman 提出的儿童牙科恐惧模型（摘自 Chapman， Kirby‐Turner，1999。经 Wiley‐Blackwell 同意转载）

牙科焦虑症的测量

在口腔教育中，行为科学已经成为一个越来越重要的组成部分。其中一个要素是应用心理学方法来研究和量化与口腔治疗相关的行为和态度，特别是口腔治疗期间的牙科焦虑和行为。这涵盖广泛的系统方法和技术，包括问卷调查和行为测量。这些措施包括儿童绘画、行为观察、视觉模拟量表、口腔医生评级和自我报告问卷。测量牙科焦虑的最常用方法是使用问卷和评定量表。重要的是要确保所使用的方法可靠、有效并适用于所针对的人群。

常用的焦虑量表

成人

- 改良版 Corah 牙科焦虑量表
- 视觉模拟量表（图 1.2）
- 简短牙科焦虑量表

儿童

- 儿童畏惧调查表——牙科分量表
- 笑脸模型，也称为 Wong 或 Venham（图 1.3）

总　结

总之，牙科焦虑症的原因显然是多方面的，包括年龄和心理发展、性别、过去创伤性口腔治疗和医疗经历，家庭和同龄人群体的影响以及直接的牙科焦虑经历。与他们过去的口腔治疗经历一样，患者对于口腔情况都持有特定

非常焦虑 --------------------X-- 完全不焦虑

图 1.2　视觉模拟量表　一条 10cm 长的直线，一端表示非常焦虑，另一端则表示完全不焦虑。要求患者在这条线上画一个 × 来表示他们的焦虑程度

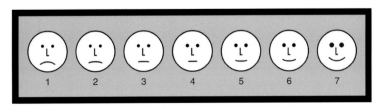

图 1.3　笑脸焦虑量表　要求孩子圈出最能代表他们感受的表情

的态度和情绪。社会环境和家庭情况也会对患者的行为和牙科焦虑水平产生影响。因此，对于口腔专业人员而言，意识到这种多因素的病因是很重要的，以便能够在口腔治疗环境中提供有效的行为管理。

行　为

为了理解焦虑患者治疗方法的原理，有必要了解人们行为方式的原因，从而采取有益的方式来改善患者和口腔医生的行为。这通常可以在不使用药物的情况下达到并实现长期的焦虑管理。

行为本质

行为可定义为以特定的、可预测的或正常的方式运行。从心理学角度来讲，行为是人对特定刺激的一种或一系列反应。正常（或可接受）与异常（或不可接受）行为之间的界限因许多因素而模糊，包括时间、文化、条件和其他因素。

成年人通常力求以理性和明智的方式行事，而在儿童和青少年中并不表现为如此。因此，不同年龄段虽表现相似，但行为管理却可能存在不同。这说明了行为管理教学或学习的复杂性。

总之，行为是一个复杂的问题，受多种因素的制约，其中一些因素如图1.4所示。同样，行为管理是一个复杂而广泛的主题。然而，成功的治疗取决于口腔医生能够成功进行行为管理的能力及下面要讨论的一些行为管理技术。

行为管理

简单的方法

对大多数正常患者而言，处于未知环境容易让人产生恐惧。行为管理最重要的是确保尽可能减少刺激。对于这一共识，在实际临床实践中可通过以下方式减少刺激，如诊室装饰、医护人员的穿着，以及在诊疗过程中播放轻音乐等。

积极分散注意力

积极分散注意力可通过电视节目和播放音乐来实现，如图1.5所示。

虽然患者在治疗过程中视觉、味觉、听觉、触觉和嗅觉这五种感觉均受

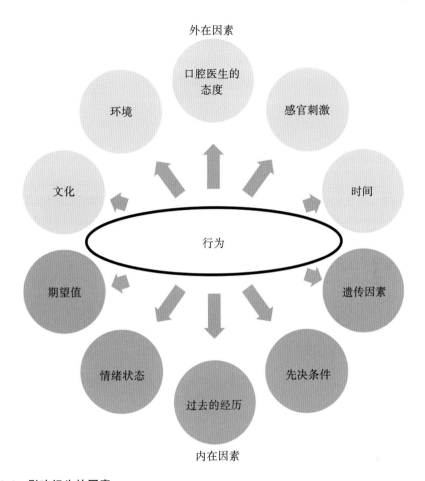

图 1.4 影响行为的因素

影响。毫无疑问，对疼痛的恐惧是阻碍个体寻求治疗的最常见的因素，也是许多焦虑症患者出现明显不合理行为的根源。

讲、示、做

简单的行为管理包括在实际执行操作之前口头告知和实际演示。这通常被描述为"讲、示、做"序列，有充分证据证明这个方法对许多人都有效（图 1.6）。该方法取决于患者能否理性应对未知情况，对于恐惧症患者或表现出其他类型神经质行为的患者则不太有效。

容许性欺骗

另一种简单且特别适用于儿童的行为管理方法，被称为"容许性欺骗"。这方面的例子是在不提前告知患者正在进行"注射"的情况下，将局部麻醉药注入上颌前磨牙区。先给予表面麻醉，然后在患者看不到针头的情况下给

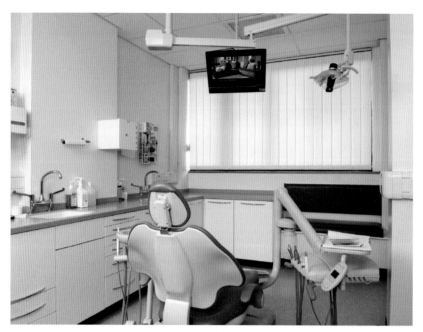

图 1.5　天花板上安装电视

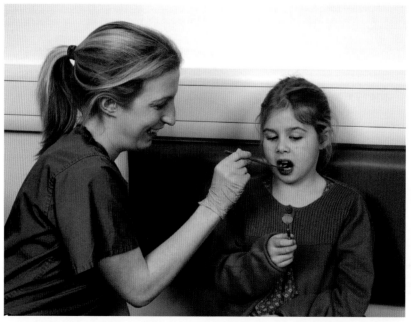

图 1.6　通过向患者解释操作过程并向他们展示设备，患者可能会更有信心继续治疗

予足够的局部麻醉，这种情况下很少看到异常的行为反应。这些技巧的重点不在于说谎，而在于使用像喷出一些麻麻的水、冲洗牙龈或者让牙齿睡觉这样的词语而达到"实事求是"。

"容许性欺骗"的成功应用很大程度上取决于医务人员的操作信心。成功的实施可作为下一步操作的坚实基础。

放松技巧

压力会增强行为反应，可以采用简单的放松技术使紧张的患者放松下来。可以通过积极的方式来实现，例如渐进式放松策略，或者被动地使用轻柔的背景音乐。患者可以清楚地感受到口腔医生的压力并相应地做出反应，任何刺激都可能产生更强烈的反应。因此，口腔医生必须审视自己面对困难或压力情况下的反应，并采取一切可能的措施来进行调节。

系统性脱敏

这是最常见且最有效的心理疗法。它使患者逐渐适应非常轻微的刺激并指导他们面对刺激时放松下来。一旦达到放松的目的，刺激可以在相当长的一段时间内逐渐增加，直至可控范围内最大刺激强度。

许多口腔医生直观地使用这种方法来治疗极度焦虑的患者，首先引入镜子，介绍探针，然后使用手动测量仪、牙钻机刷牙，进行上颌骨浸润及修复，或行下齿槽神经阻滞等。在许多情况下，可以教授一组新的学习行为，取代以前不合适的行为。

认知行为疗法

认知行为疗法（CBT）是一种通过改变思考和行为方式来解决问题的谈话疗法。CBT 的重点在于关注当前的问题而不是处理过去已经发生的问题，帮助个体找到每天改变心态的方法。CBT 是以结构化和协作的方式实施，要求患者在家里进行锻炼作为疗程的一部分。 CBT 通过将问题分解为相互关联且相互影响的五个主要方面来帮助患者理解焦虑：

- 情境
- 思想
- 情感
- 身体感受
- 行动

治疗的行为方面包括学习放松技术和对引起焦虑的情况进行系统性脱敏。这种治疗的认知因素基于人们对情境的思考方式，可能会对个人情感和生理反应产生影响，而造成无助感，包括逃避口腔就诊。因此，CBT 的目标是创造一种新的思考方式而产生更积极的行为。

CBT 可以由接受过该技术培训的口腔医生及护理专业人员（DCP）提供。

催　眠

越来越多的科学研究显示催眠在口腔中的使用正在逐步增加。可以采用一系列技术，从简单的通过轻度催眠产生放松和幻觉，到更复杂的技术，如催眠镇痛——通过暗示产生局麻效果。催眠是一种特殊的治疗技术，仅由接受过培训的人员实施。

总　结

若行为管理失败，可能需要药物治疗来处理患者的焦虑，从而使他们能够配合口腔治疗。大多数患者选择的方法是清醒镇静。本章的下一部分将讨论口腔清醒镇静的发展，并向读者介绍其历史和实施的主要原则。

清醒镇静

本节将介绍英国口腔科实施清醒镇静的定义和指南。

当今英国清醒镇静的实施

我们可以从安全的清醒镇静中获益良多。这一定是基于对安全镇静的原则和实施办法的充分理解，本书其他章节旨在为此提供基础。

英国口腔清醒镇静的实施办法根据口腔总会（GDC）专家工作组的最新指导文件来制定。2003 年英格兰和威尔士的常设口腔咨询委员会发布了专门针对口腔科清醒镇静的指南，2012 年苏格兰口腔临床效果计划发布了指南。这两份文件旨在为在口腔治疗中实施安全的清醒镇静提供标准。

2015 年，口腔镇静院际综合咨询委员会（IACSD）发布了提供口腔护理清醒镇静的标准，2017 年苏格兰口腔临床疗效计划（SDCEP）修订了口腔清醒镇静的指导文件。

清醒镇静的定义

在英国，清醒镇静的定义为：使用一种或多种药物产生中枢神经系统抑制状态，但在整个镇静治疗期间患者可进行语言交流，使治疗顺利进行的一种技术。为口腔治疗提供清醒镇静的药物和技术应该足够安全，以避免患者失去意识。

清醒镇静指南在国际上各不相同，读者应该参考自己国家的文献。

全身麻醉

清醒镇静的使用无疑减少了全麻下进行口腔治疗的患者数量，但仍然有相当多的人无法容忍任何类型的治疗，除非他们完全无意识。对于这类患者来说，任何谈话或劝说都无济于事；除非他们处于麻醉状态，否则无论遭受的疼痛程度如何他们都不会接受任何治疗。对于这些人来说，为了缓解疼痛和应对其他口腔紧急情况，专业人士必须提供麻醉服务。基于此，英国卫生部（DH）发布了"镇静决策"（DH，2000），该报告为安全有效实施全麻下口腔治疗提供指导。该报告还建议镇静应尽可能优先于全身麻醉。

在英国，全身麻醉现在只能在有重症监护设施的医院等机构实施。

总　结

本书的第 1 章介绍了患者管理的多种方法，重点在于许多因素会影响到决策制定，包括患者的年龄、焦虑水平、相关病史、合作与理解水平。在决定哪种方法对患者最有利时，建议遵照循序渐进的原则，首先考虑行为管理技术，然后考虑采用不同程度的镇静，少数病例需要采用全身麻醉。根据患者的需要，可采用一种或多种管理方法。从长远看，一开始就接受全身麻醉或深度镇静的患者不太可能预约复诊并且后续的口腔患病率更高。采用渐进式镇静，并把它当作一种可逐渐减少的治疗模式，更有可能成功治疗焦虑症患者。因此，严重焦虑（恐惧）的患者、治疗复杂且周期长的中度焦虑患者、焦虑的儿童患者、具有某些身体或智力缺陷的患者以及可能需要全身麻醉的患者应优先考虑镇静。

（王晓霞　译；张　惠　审）

参考文献

Chapman H R, Kirby-Turner NC，1999. Dental fear in children – a proposed model. British Dental Journal, 187(8), 408–412.

Department of Health, 2000. A Conscious Decision: A Review of the Use of General Anaesthesia and Conscious Sedation in Primary Dental Care. London: HMSO.

Intercollegiate Advisory Committee for Sedation in Dentistry, 2015. Standards for Conscious Sedation in the Provision of Dental Care. Online at: http://www.rcoa.ac.uk/system/files/ PUB-STDS-CONSC-SEDN-DNTL-2015. pdf (accessed 8 April 2017).

Scottish Dental Effectiveness Programme, 2017. Conscious Sedation in Dentistry-Dental Clinical Guidance. 3rd edn.

拓展阅读

Corah N L, Gale E N, Illiq S J, 1978.Assessment of a dental anxiety scale. Journal of the American Dental Association, 97: 816–819.

Department of Health, 1990.General Anaesthesia, Sedation and Resuscitation in Dentistry. Standing Dental Advisory Committee. Report of an expert Working Party (Chairman: Professor D. Poswillo). London: HMSO.

Department of Health ,2003.Conscious Sedation in the Provision of Dental Care. Standing Dental Advisory Committee. London: HMSO.

Freeman RE,1985.Dental anxiety: a multifactorial aetiology. British Dental Journal, 159: 406.

Freeman RE,1998.A psychodynamic theory for dental phobia. British Dental Journal, 184(4): 170–172.

General Dental Council (2001.Maintaining Standards. London: GDC.

Hosey, MT, Blinkhorn AS,1995.An evaluation of four methods of assessing the behaviour of anxious child dental patients. International Journal of Paediatric Dentistry, 5: 87–95.

Locker D, Shapiro D, Liddell A,1996.Negative dental experiences and their relationship to dental anxiety. Community Dental Health, 13(2): 86–92.

National Dental Advisory Committee, 2006.Conscious Sedation in Dentistry. Dundee, Scottish Dental Clinical Effectiveness Programme.

Newton T, Buck DJ,2000.Anxiety and pain measures in dentistry. Journal of the American Dental Association, 131: 1449–1457.

Newton T, Asimakopoulou K, Daly B, et al. 2012.The management of dental anxiety: time for a sense of proportion? British Dental Journal, 213(6): 271–274.

Office of National Statistics, 2009.Adult Dental Health Survey: Oral Health in the United Kingdom. London: HMSO.

Schuurs A H B & Hoogstraten, J,1993.Appraisal of dental anxiety and fear questionnaires: a review. Community Dentistry Oral Epidemiology, 21: 329–339.

Wilson K E, 2006. The use of hypnosis and systematic desensitisation in the management of dental phobia: a case report, Journal of Disability and Oral Health, 7(1): 29–34.

应用解剖和生理学

引 言

全面理解解剖学、生理学以及镇静相关药物的药代动力学是保障临床实践安全的基础。良好的临床实践必须立足于基础医学，以下部分涉及镇静相关的解剖学、生理学和一般药代动力学（用于镇静的各种药物的药理学内容见第 4 章）。

所有镇静剂都通过作用于大脑产生效果。药物的作用方式称为药效动力学，是药物对中枢神经系统作用的结果。无论是口服、静脉注射还是吸入给药，原理基本上是一样的。因此，了解与清醒镇静相关的心血管和呼吸应用解剖学及生理学非常重要。

心血管系统

心血管系统是一套循环系统，包括心脏、血管，以及构成血液的细胞和血浆。它是一个封闭的输送系统，血液将诸如氧气、营养物质和激素供给全身器官和组织；又将代谢废物，如二氧化碳和其他不需要的产物排出。心脏由特殊肌肉构成，其主要功能是充当"泵"以维持血管内的血液循环。血管分为动脉、静脉和毛细血管三种类型。

动 脉

动脉是将血液带离心脏的血管。动脉壁（外部结构）包含平滑肌纤维，这些纤维在交感神经系统作用下收缩和舒张。

静 脉

静脉是收集回流血液入心脏的血管。静脉壁（外部结构）由三层组织组成，这些组织比相应的动脉层更薄且弹性更小。静脉有瓣膜，瓣膜可阻止血液反流而助其返回心脏。

所有血管都有相似的血管壁基本结构（图 2.1），血管管腔内有内膜或

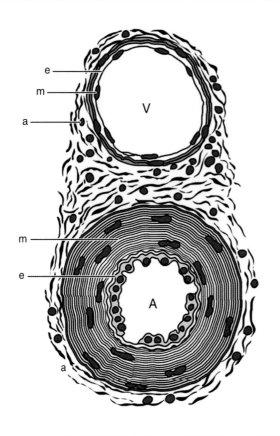

图 2.1　动脉和静脉的横切面。
A.动脉：内衬有核内皮（e）；内皮下面是弹性肌层（m）；肌肉层被结缔组织纤维、外膜（a）包围。
V.静脉：薄的内皮层（e），下面是一个非常薄的肌肉层（m）。与动脉相似的外膜（a）

内皮。外部是结缔组织，外膜稍厚。中间层是一层平滑肌，即中膜，其在动脉中更厚，并且主要负责外周血压控制。静脉内皮被包裹形成瓣膜，在外部肌肉的影响下，这些瓣膜有助于将血液送回心脏（在静脉穿刺过程中很少考虑瓣膜，但它们可促进或阻碍静脉的成功置管）。

毛细血管

　　毛细血管纤细、壁薄（直径 5~20μm），连接动静脉。毛细血管网存在于身体的大多数组织和器官中，纤细的细胞壁允许毛细血管内容物与周围组织之间进行物质交换。毛细血管网是血液和呼吸组织之间进行气体、营养和废物交换的场所。

心　脏

　　心脏由心肌组成，是体内仅存的含不随意肌肉组织的器官。它是一个小而复杂的器官。左心通过主动脉将含氧血液输送到体循环。右心接受去氧血液（图 2.2）。

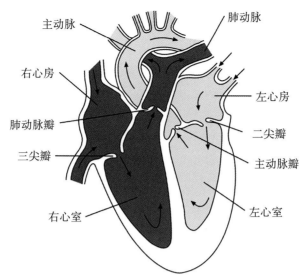

图 2.2　心脏的横截面，显示血液流经心室和大血管

心动周期

心动周期是指心脏活动期间发生一系列压力和容积变化的过程。健康成年人的一个心动周期大约为 0.9s，虽有一定差异，但平均心率约为每分钟 70 次。心动周期有两个要素：

- 收缩期：心脏快速收缩，0.3s
- 舒张期：静息期，0.5s。

心率（HR）

一分钟内心室收缩的次数。

每搏量（SV）

心室收缩一次射出的血液量，约 70mL。

心输出量（CO）

在一分钟内，从一个心室泵出的血液量（即每搏量 × 心率）。右心室通过肺动脉进行血液输出，而左心室的血液通过主动脉输出并分配到器官和组织。

心输出量是每搏量和心率的乘积，为以下公式：CO = SV × HR，直接受三个因素的影响：

- 右心充盈压力
- 流出阻力（外周阻力）
- 心肺功能状态

传导系统

传导系统的目标是有效协调心房和心室收缩。心脏的收缩或去极化始于窦房结（SAN）产生的冲动，并通过相邻的心房肌细胞传导，使两个心房收缩。去极化持续到房室结（AVN）。这两个节点有自己固有的节奏：SAN 80/min 和 AVN 40/min。AVN 通过希氏束传导冲动到心室。这些神经在整个心室内分成浦肯野纤维，其结果是使整个心室去极化（图2.3）。

窦房结被认为是心脏起搏点，受交感神经和副交感神经系统的影响。副交感神经系统（通过迷走神经）起到减慢心率的作用，而交感神经系统增加心率和容积强度。

除了神经和化学刺激外，激素也对心血管系统产生影响。肾脏产生肾素，其转化为血管紧张素Ⅱ，血管紧张素Ⅱ是一种极其强大的血管收缩剂。此外，肾上腺髓质可促进中枢释放儿茶酚胺，其激动肾上腺素 β 受体刺激心脏的交感神经。最后，血管内皮释放的激素称为内皮源性舒张因子（EDRF），可引起血管扩张。

因此，心血管系统的控制是由一系列非常复杂的机制组成，这些机制易

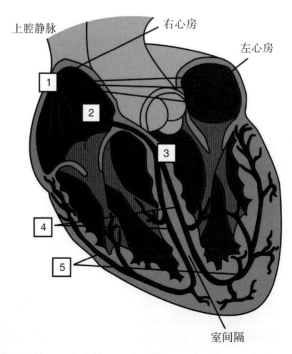

图2.3　心脏传导系统。1.窦房结；2.房室结；3.希氏束；4.束支；5.浦肯野纤维

受外部因素（如镇静）干扰。在年轻和健康的个体中，补偿机制足以解决这个问题，但脆弱及老年群体更容易发生心血管问题。 对于那些从严重疾病中恢复或虚弱的人群来说，情况也是如此。

心 率

心率受年龄、焦虑和系统性疾病的影响。 平均心率如表 2.1 所示。

心动过速

心动过速是指心率快（成人 > 100 /min）。 心动过速可能是机体对压力或运动的正常生理反应。尽管如此，根据心动过速的机制和患者的健康状况，心动过速可能是有害的并且需要治疗。

心动过速有两种危害。 首先，心跳太快，泵血的效率可能会降低。其次，心脏跳动越快，所需的氧气和营养就越多。 患者可能会因此感到呼吸困难，或者在严重的情况下，会感到胸痛。 对于缺血性心脏病的患者尤其需要关注。

心动过缓

心动过缓是指成人静息心率 <60 /min。 在心率 50 /min 以下很可能出现症状。 静息心率较慢对于训练有素的运动员来说很常见，如果个体没有相关症状，则不应将其视为异常。

心动过缓可由多种原因引起，可分为心源性或非心源性。 非心源性原因通常是继发性的，可能涉及药物使用或误用、 代谢或内分泌问题（尤其与甲状腺有关）、神经因素和环境因素（如长期卧床休息）。 心源性原因包括急性或慢性缺血性心脏病、血管性心脏病或心脏瓣膜病。

血液受到压力驱动从心室射出，然后借助大动脉的弹性反应进入血管系统（图 2.4）

血 压

血压是指循环血液对血管壁施加的力。 受心输出量和外周血管阻力的

表 2.1 平均心率

年龄	平均心率	下限	测量位置
婴儿 < 1 岁	120 /min	60 /min	肱动脉
儿童 < 8 岁	100 /min	50 /min	颈动脉
成人	72 /min	40/50 /min	颈动脉

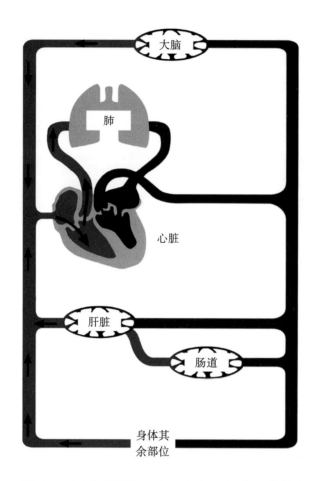

图 2.4　血液循环

影响。血压可维持心脏、大脑、肾脏和其他主要器官和组织的血液流动，因此它非常重要。

收缩压定义为动脉中的峰值压力，其发生在心动周期的开始。舒张压是最低压力（在心动周期的静止期）。

健康成人静息状态下血压典型值约为收缩压 100~130mmHg 和舒张压 60~85mmHg（平均 120/80mmHg）。血压值不是静态的，而是在一天中从一次心跳到另一次心跳的自然变化。它们也会随着压力、营养因素、药物或疾病而发生变化。高血压是指血压异常升高；低血压是指血压异常降低。

血压控制

血压（BP）受外周血管阻力（PR）和心输出量（CO）的影响。外周阻力源于动脉的自然弹性，是循环系统的基本特征。当心脏收缩时，血液进入动脉的速度快于流出的速度，导致动脉血管因压力而扩张。当反向压力开始超过射血压力时，主动脉瓣关闭，心房发生再灌注。

影响血压的因素很多，包括：

• 压力感受器机制

• 二氧化碳

• 缺氧和化学感受器

• 呼吸中枢

• 感觉神经

• 高级中枢

• 药物

上述所有因素都要考虑。

• 压力感受器机制：压力感受器是在主动脉弓和颈动脉窦中存在的压力接收器。压力感受器活性增高会抑制大脑中的血管运动中枢（VMC）活动，导致动脉血管舒张，PR 降低和随后的血压下降。类似地，压力感受器活动降低增加了 VMC 活动，导致动脉血管收缩，PR 升高，BP 相应升高。感受器也受到人为刺激，例如高领衬衫对颈部的外部压力。

• 二氧化碳：二氧化碳（CO_2）对 VMC 的功能至关重要。CO_2 的减少导致 VMC 活性降低和 BP 降低，CO_2 的增加具有相反的效果。

• 感觉神经：疼痛会改变 VMC 的活动，轻度疼痛会增加 VMC 活性，从而导致血压升高。剧烈疼痛会降低 VMC 活动，并可能导致血压下降。这是身体的保护性机制，发生这种情况的机制很复杂。

• 高级中枢：情绪压力或兴奋通常会通过影响 VMC 及增加心输出量而提高血压。在情绪激动时，血压也可能会下降，例如：看见血。

• 药物：大多数麻醉药和镇静药通过降低大脑对刺激反应能力而改变血压，肌肉松弛导致 PR 降低。因此，在全身麻醉或镇静的整个过程中必须监测血压。

血压异常

高血压

当血压长期升高时就存在高血压。其定义为收缩压（SBP）> 140mmHg 和（或）舒张压（DBP）> 90mmHg。

高血压程度辨别及分级如表 2.2。

表 2.2　血压水平的定义和分类

类别	收缩压（mmHg）		舒张压（mmHg）
最理想	< 120	和	< 80
正常	120~129	和（或）	80~84
正常偏高	130~139	和（或）	85~89
高血压 1 级	140~159	和（或）	90~99
高血压 2 级	160~179	和（或）	100~109
高血压 3 级	≥ 180	和（或）	≥ 110
单纯收缩期高血压	≥ 140	和	< 90

　　血压（BP）类别根据收缩压或舒张压的峰值来定义，单纯收缩期高血压应根据所示范围内的收缩压分为 1 级、2 级和 3 级

　　诱发因素包括：

- 年龄（血压随年龄增长而升高）
- 肥胖
- 过量饮酒
- 遗传易感性

低血压

　　如果收缩压低于 90mmHg，则会出现低血压。它经常表现为休克的特征，包括心动过速和皮肤湿冷。 低血压的常见症状是头晕目眩，如果血压足够低，经常会出现晕厥。 这种情况在口腔操作中并不罕见，通常易于管理。

　　患者出现低血压可能是由于干扰自主神经功能的药物导致的自主神经紊乱，例如三环类抗抑郁药或干扰外周血管收缩的药物，包括硝酸盐和钙拮抗剂。

血压对口腔患者的重要性

　　口腔治疗对于许多患者来说是一种应激状态，在这种情况下，血压可能会升高。 这是患有心血管疾病的患者的主要问题，并可能导致心血管事件，例如心肌梗死和脑卒中。

与镇静有关的上肢血管解剖

　　了解手臂的解剖结构非常重要，因为最常用的穿刺置管静脉是手背静脉（图 2.5）和肘前窝（图 2.6）的浅静脉。

值得注意的是，在肘前窝（图 2.6）中有三个必须避免的重要结构：

• 肱动脉

• 正中神经

• 二头肌腱膜

幸运的是，所有这三个结构都可以在肘前窝的内侧找到，在容易触及的肱二头肌腱侧面进行穿刺，可避免这些重要结构。

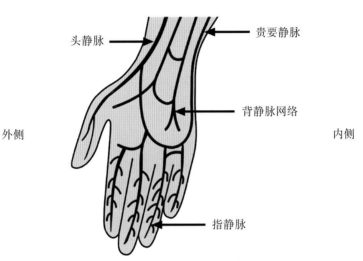

图 2.5 手背静脉

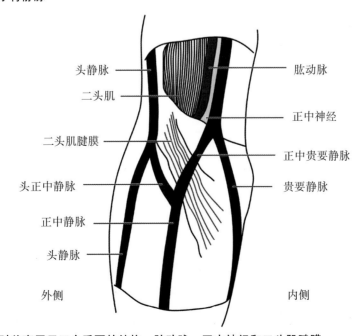

图 2.6 肘前窝展示三个重要的结构：肱动脉、正中神经和二头肌腱膜

药物进入大脑的路径

药物经静脉注射，通过静脉循环进入心脏，然后通过动脉系统分配到大脑，在大脑中起主要作用。

实际路线如下：药物注入手背静脉后，经头静脉和贵要静脉至正中静脉，经肱静脉和腋静脉到达锁骨下静脉； 从这里穿过头臂静脉到达上腔静脉并进入右心房。 然后药物通过右心室和肺动脉进入肺部。

在肺部血液氧化后，药物将通过肺静脉回到左心房并进入左心室。镇静剂经过主动脉，颈动脉和大脑动脉到达脑内的 GABA 受体，并在那里发挥作用。

呼吸系统

呼吸系统促进血液的氧合，同时清除循环中的二氧化碳和其他气体代谢废物。 解剖学上，呼吸系统由鼻、咽、喉、气管、支气管和细支气管组成。细支气管通向肺的呼吸区，其由呼吸性细支气管、肺泡管和肺泡组成，大部分气体交换发生在肺泡囊中。

上呼吸道

上呼吸道由鼻和咽组成。咽部分为三个部分: 鼻咽、口咽和喉咽(图 2.7)。

下呼吸道

下呼吸道（图 2.8）包括：

• 喉 ：喉（喉头）黏膜非常敏感，如果受到刺激，周围肌肉结构会引发咳嗽反射。这是一种防止异物进入的保护性机制。

• 气管：气管始于第六颈椎。 它长约 11cm，直径 20mm。气管分成左右支气管。

• 支气管: 左支气管与气管成大约45° 角。右支气管与气管成25° 的角，长度约 2.5cm，因此，吸入的异物往往直接进入右肺。 然后主支气管被分成较小的分支以供给肺叶。

• 细支气管：细支气管是支气管的连续分支，细支气管本身又进一步分

图 2.7　上呼吸道

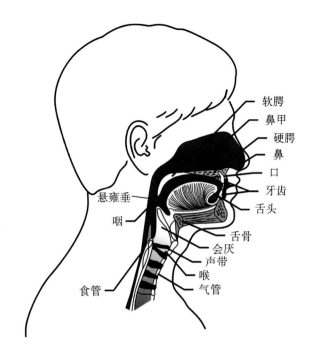

软腭
鼻甲
硬腭
鼻
口
牙齿
舌头
悬雍垂
咽
舌骨
会厌
声带
喉
气管
食管

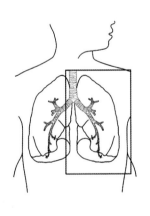

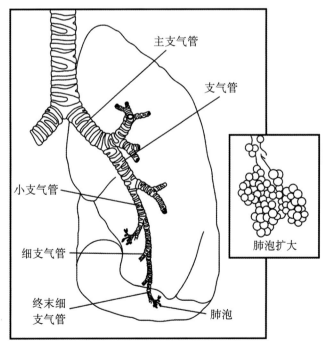

主支气管
支气管
小支气管
细支气管
终末细
支气管
肺泡
肺泡扩大

图 2.8　下呼吸道

为肺泡管、肺泡囊和肺泡。空气和血液中二氧化碳之间的交换发生在肺泡的毛细血管床内。

呼　吸

呼吸过程由外部和内部机制组成。

• 外呼吸：肺部和血液之间的气体交换。

• 内呼吸：包括血液和细胞之间的气体交换。

吸入镇静剂时，气体必须进入肺部，穿过肺泡膜被吸收到血液中，在到达身体组织之前，从左侧心脏泵入动脉血液。因此，这个过程有三个方面：进入肺部，组织循环，以及从体内排泄或排出。

呼吸控制

肺通过呼吸肌进行通气，并且受到来自脑干、延髓和脑桥的自主神经系统的控制。大脑的这个区域构成了呼吸调节中心（图2.9）。

该控制中心接收各种来源的信息，包括大脑中的其他受体、肺、血管和呼吸肌。此外，呼吸中枢还接收来自髓质中各种化学感受器的信息，

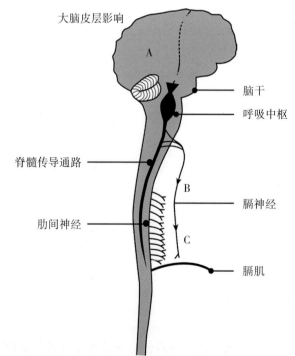

大脑皮层影响

A

脑干

呼吸中枢

脊髓传导通路

B

膈神经

肋间神经

C

膈肌

图2.9　呼吸的控制受到几个方面。 在A点，呼吸的控制受几个方面的影响。在B点和C点，膈神经和神经肌肉接头，影响较小

监测脑脊液的 pH。 pH 的变化很大程度上受二氧化碳水平的上升和下降的影响，随着碳酸的形成，有效二氧化碳的增加导致有效氢离子的增加（PH 降低）。

$$CO_2 + H_2O \rightleftharpoons H_2CO_3 \rightleftharpoons H^+ + HCO_3^-$$

因此，在健康人中，呼吸中枢能够对 pH 变化或实际上二氧化碳分压（$PaCO_2$）的变化作出非常迅速的反应。 实际上，$PaCO_2$ 仅上升 1mmHg 将导致通气量增加约 2.5L/min。 然而，长期暴露于高 $PaCO_2$ 水平会导致化学感受器反应减弱，例如，慢性支气管炎的患者会出现这种情况。 此外，颈动脉体中还有不同类型的化学感受器，它们对氧饱和度（PaO_2）的下降有反应，但它们对呼吸频率的影响远不如 CO_2 受体，因为只有更大幅度地降低 PaO_2，这些感受器才能对呼吸频率产生显著临床影响。

呼吸中枢的信息也来自肺部和呼吸肌的牵张感受器。 所有这些信息用于处理呼吸深度的控制以进行常规呼吸。 复杂的机制（例如打喷嚏，咳嗽）由呼吸道黏膜中的不同受体引发。

最后，高级中枢对呼吸有部分控制，事实上，呼吸控制可以是一种自主行为——可作为放松的技巧。 然而，通常情况下，呼吸和呼吸过程是不自觉发生的，如果恐惧或情绪使它们变得异常，则可以尝试进行一些自主控制。

信息经延髓化学感受器处理后，经过颈动脉体化学感受器和膈肌触觉感受器并沿着膈神经传导，控制呼吸过程的开始。正常呼吸涉及膈肌的收缩和松弛。结合肋间肌的收缩，胸腔被向上和向外拉。这增加了胸腔的内部容积并产生负压，使空气通过鼻子和（或）嘴吸入空气，经过咽、喉和气管到达支气管。支气管包括多个细支气管和肺泡（允许气体灌注的毛细管组织簇）组成。这一整个过程被称为吸气。

吸　气

吸气由膈肌引发，并受肋间外肌支持。 膈肌收缩时，胸腔扩张，腹部内容物向下移动。这使胸腔容积增大，产生胸腔负压。随着胸部压力下降，空气进入传导区。 在这里，空气在流入肺部时被过滤、加热和加湿。

呼　气

呼气通常是一个被动的过程，膈肌和肋间肌舒张，胸腔被动地恢复其原始形状。肺依靠天然弹性回缩；气体呼出，直到胸腔和大气压力达到平衡。

之前富含二氧化碳的肺泡周围毛细血管内血液继续循环并将二氧化碳从血液中扩散出来；吸入空气中氧气的流失导致混合气体中含有 5% 二氧化碳和仅 16% 氧气；氮含量几乎保持不变。

吸气和呼气的过程包括外呼吸过程。吸气是一个肌肉收缩的主动过程，而呼气是相对被动的，这解释了为什么哮喘（支气管痉挛）患者在疾病发作时呼气比吸气困难得多。

如果上呼吸道梗阻，可能会导致"反常呼吸"。反常或"跷跷板"式呼吸是膈肌和肋间肌收缩试图增加胸腔大小的结果。当没有发生上呼吸道梗阻时，腹部体积的增加实际会导致胸腔容积的减小。从术语上看，反常呼吸无论在吸气相或呼气相都与预期的情况完全相反。

肺容量

一个健康的成年人每次呼吸时吸入或呼出的气体量约为 450mL，这被称为潮气量。在一分钟内大约进行 12 次呼吸，称为呼吸频率。分钟通气量计算可以表示为：

$$分钟通气量 = 潮气量 \times 呼吸频率$$

健康成人中，简单的计算（450mL × 12）可表明分钟通气量仅略高于5L/min，需要考虑体型和其他因素。在这些气体中，只有三分之二到达肺泡，在肺泡中进行气体输送。鼻、咽、气管和支气管占据的剩余部分，不能用于气体输送，称为无效腔，通常为 150mL。无效腔随慢性肺部疾病而增加，例如支气管炎、哮喘。相对容量可以在表 2.3 中看到，并在图 2.10 中以图形方式说明。

表 2.3　肺容量

特性	容量
潮气量：正常呼吸	450 ~ 500mL
肺活量：最大吸气后尽力呼气的量	3.0 ~ 5.0L
残气量：深呼气后肺内剩余的量	1.5L
肺总量：肺活量和残气量之和	
补吸气量：平静吸气末用力吸气所吸入的气量	3L
补呼气量：平静呼气末用力呼气所能呼出的气量	1.5L
功能残气量：平静呼气后肺内残留的气量	3L

图 2.10　肺容积图。TV：潮气量；ERV：补呼气量；IRV：补吸气量；FRC：功能残气量；VC：肺活量；RV：残气量；TLC：肺总量

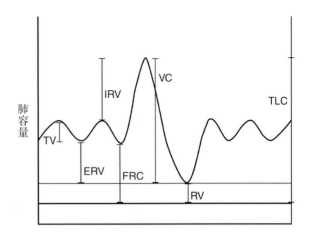

进入肺部

气体的作用（其活性程度或镇静深度）取决于几个因素，但起效速度主要取决于其在作用部位的分压。 分压可以被认为是气体试图从其溶解的溶液中溢出的力量。 一般而言，它与气体的溶解度成反比。 因此，溶解度很低的氧化亚氮分压快速上升。 卤化麻醉剂（乙烷、异氟烷）具有更高的溶解度，因此分压上升速度较慢。

理解这一概念的重要性不言而喻，因为它与气体或蒸汽的效力及其作用速度有关。溶解性较差的气体或蒸汽通常效力较低，但作用较快。因此，氧化亚氮是用于镇静的理想气体，因为它结合了吸入剂的两个理想特性——起效快，但效力不强。 由于氧化亚氮的作用方式最初是通过进入肺部并依赖呼吸过程，了解一些呼吸过程是必要的。

组织循环

如前所述，吸入麻醉剂必须进入肺部并穿过肺泡膜才能被吸收入血（与静脉麻醉剂有关的过程将在下文中讨论）。 在镇静诱导期间，每呼吸一次氧化亚氮都会导致分压略有增加。分压取决于气体的溶解度或可用血气分配系数表示。 血气（分配系数）是血液中气体分子数与肺泡气中气体分子数达到平衡之比。 可溶性气体该值较高（乙醚约为 13），而低溶解度的气体该值较低（氧化亚氮为 0.47）。

当氧化亚氮溶解在肺泡周围毛细血管血液中时，它迅速通过肺静脉运送到心脏。 然后通过主动脉进入循环中，通过动脉和小动脉到达毛细血管，在那里与组织进行气体交换。这个过程的速度取决于心输出量，即每分钟从左心室射

入循环中的血液量。如果心输出量很高，则相对大量的血液会流经肺部。这意味着等量的气体（即每个潮气量）被带入更大容量的血液中而导致浓度降低（浓度＝单位体积的质量）。相反，患者心输出量低，稀释气体的血液量少，气体分压快速增加。这些有助于理解氧化亚氮使人放松而减慢心率和心输出量，心输出量和外周阻力降低而直接降低患者血压。对于血压的安全范围存在争议，但这方面最大的危险往往是突然出现的未预料的改变，其临床意义大于实际数值。

氧气和二氧化碳交换

吸气和呼气的过程包括外呼吸（氧气和二氧化碳在肺部交换的方式）及内呼吸过程（氧气和二氧化碳在组织中交换的方式）。氧气对这一过程至关重要，因为三磷酸腺苷（ATP）的产生在供氧（有氧代谢）时比没有氧气或供氧不足（无氧呼吸）时效率更高，持续时间更长。

对氧气进出血液的原理可以通过"分压"帮助理解。大气压通常为 750~770 mmHg 或约 100 千帕（kPa）（752mmHg ≈ 100kPa）。氧气约占大气体积的 21%，因此在进入鼻部时的分压为 21kPa。在肺部，水蒸气的存在使氧气的分压降低了约 5%，降至 20kPa 以下。由于血液在 16 kPa（120mmHg）的氧气分压下达到饱和，这足以形成压力梯度，使氧气通过该梯度扩散到血液中，主要（但不完全）是红细胞的血红蛋白中。然而，必须有梯度的存在才能将氧气"吸入"血液中。循环静脉血的残余氧含量 5~6kPa（40mmHg）。饱和后，该水平（动脉 PaO_2）在动脉化的过程中增加至 13kPa。在组织内的氧饱和度各不相同，一些器官富含氧（例如肝脏，静止时的肌肉），一些器官含氧相对较低（例如脂肪）。当压力梯度为负值时，氧气离开血液，当压力梯度为正时，氧气进入血液。

PaO_2 与血氧饱和度之间的关系被称为氧离曲线（图 2.11），可以受到多种因素的影响。

向左移会导致组织中氧气的利用度降低；向右移动可以提高利用度。理解 S 形解离曲线的重要性非常有意义，因为就像汽车在斜坡上滚下一样，加速度随着梯度的增加而迅速增加。

在健康的成年人中，每克血红蛋白能够吸收近 1.4mL 的氧气。一些简单的数学计算可以计算出血液中的氧气总量，但也必须考虑到血浆中溶解的氧气（每升约 3mL）。氧供的概念在镇静的各个方面都很重要，包括吸入和静脉镇静，如图 2.12 所示。

图 2.11　氧解离曲线。
受系统因素影响，曲
线可以向左或右移动

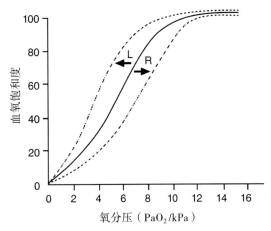

纵轴：血氧饱和度（0, 20, 40, 60, 80, 100）

横轴：氧分压（PaO_2/kPa）（0, 2, 4, 6, 8, 10, 12, 14, 16）

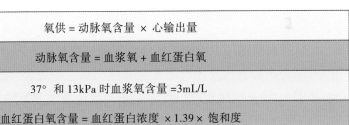

氧供 = 动脉氧含量 × 心输出量
动脉氧含量 = 血浆氧 + 血红蛋白氧
37° 和 13kPa 时血浆氧含量 =3mL/L
血红蛋白氧含量 = 血红蛋白浓度 ×1.39× 饱和度

图 2.12　氧供的原则

静脉注射药物和排泄

　　绝大多数静脉注射药物在注入血液后被携带至血浆中。很少有药物像氧气那样与血细胞结合。血浆水平或浓度引起循环和组织之间的扩散梯度，导致药物穿过组织或脂质膜到达大脑中的作用部位。当然，应该注意药物会穿过其他脂质膜而不仅仅是大脑中的脂质膜。

　　当药物注射入体内时，药物存在于血浆中，即溶于水或其他溶剂中。药物可以是电离型的或非电离型的，但药物不能以电离状态穿透脂质膜。只有非电离的药物是脂溶性的，才能渗透脂质膜。药物也可以与血浆蛋白结合而使其在作用部位失效。因此注射的药物可以是：

- 游离离子
- 与血浆蛋白结合
- 游离非离子

　　只有最后一类才有效。然而，各种状态之间存在自由转换，这会对药物的作用方式和持续时间产生显著影响（图 2.13）。

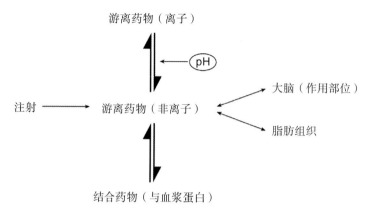

图 2.13　静脉注射药物的分布

再分布

药物在血液循环中出现扩散梯度平衡过程被称为再分布，即非解离的脂溶性未结合药物进入身体组织（主要是脂肪）的过程。 这个过程很大程度上解释了 α 半衰期的原理。$T_{1/2\alpha}$ 是指药物血清浓度下降 50% 所需的时间。$T_{1/2\alpha}$ 是一个有用的临床概念，因为它指的是在患者身上观察到的效果。 一旦药物被重新分配，血清浓度降低到治疗水平以下，药物的作用就会消失。

消　除

药物随着代谢从体内排出。排出一半药物所需的时间称为 β 半衰期——$T_{1/2\beta}$。 药物代谢越快，$T_{1/2\alpha}$ 和 $T_{1/2\beta}$ 就越趋于一致。

起　效

静脉注射药物的起效取决于四个因素，其中两个因素与吸入药物相同。这些因素是：

• 注射的总剂量：高剂量可以明显提高血浆水平

• 注射持续时间：注射时间越短，血浆水平升高越快

• 心输出量：见上文

• 循环血容量：血容量越小，浓度越高

恢　复

恢复也受心输出量与循环血容量两个因素的影响，但主要受以下因素影响：

• 再分布：药物在组织内重新分布率和程度

· 代谢：肝脏代谢的速率和程度

· 排泄：排泄的速率和程度

大多数静脉注射药物是高脂溶性的，尽管与大脑或肝脏相比，脂肪组织血供少，但是大量的脂肪会导致摄入脂肪组织中药量增加。这会逆转血液向大脑扩散梯度，将药物从大脑移回到血液中。一旦血浆浓度降至治疗水平以下，患者就开始恢复。

需要强调的是，这并不代表药物已代谢完全；如果在不考虑循环中已存在药物的情况下进一步增加药物，则会产生可怕的后果。这有两个潜在的影响。首先，所需的任何增量的剂量可能比预期的要小得多；其次，由于血浆和组织之间已经存在的压力梯度减小，恢复将比预期的更长。

因此，恢复取决于两个生理过程（图 2.14）。药物的再分布使药物的作用效果达到临床恢复，代谢和排泄则代表药物从身体组织中清除。

这两个因素在一定程度上决定了药物的作用特征：药代动力学和药效学，即药物实际起作用的机制及效能。这些过程的细节因药物的不同而有很大的差异，并且在很大程度上决定了药物的性质。

血浆中循环的药物会在某个阶段排出体外。静脉注射药物最常在肝脏中代谢，产生代谢产物。其中部分代谢产物本身就是活性药物，除非它们进入胆汁而不被重吸收，否则它们将产生副作用（后面将会看到，这是一些

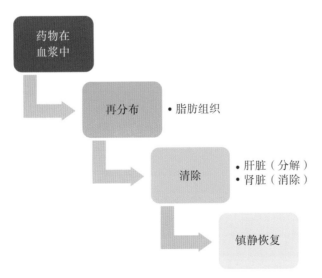

图 2.14 静脉镇静的恢复最初是通过将药物重新分布到脂肪组织中，然后通过肝脏和肾脏清除药物

苯二氮䓬类药物的一个共性特征）。通常，肝脏的代谢产物被输送回血浆，在血浆中它们再次通过几个扩散梯度到达肾脏排泄。 只有当一种药物及其所有代谢物已经从体内完全清除后，才能说完全恢复。在某些情况下，这可能需要数天甚至数周的时间，尽管药物在临床上似乎只有几个小时的有效性。因此，了解药物的解剖和生理功能与药代动力学之间关系比单纯理论学习更重要。

（郭 俊 译；张 惠 审）

拓展阅读

Ellis H, Feldman J, Harrop-Griffiths W, 2004. Anatomy for Anaesthetists. Oxford: Blackwell Scientific Publications.

European Society of Hypertension (ESH) and of the European Society of Cardiology (ESC), 2013. Guidelines for the management of arterial hypertension. Journal of Hypertension, 31(7): 1281–1357. [2017-04-08]. http：//www.sphta.org.pt/files/esh_esc_guidelines_2013.pdf (accessed 8 April 2017).

Pinsky MR, 1997. Applied Cardiovascular Physiology. New York: Springer.

Snell R S, 1995. Clinical Anatomy for Medical Students. 5th edn. Boston: Little Brown.

Stoelting R K, 2015. Pharmacology and Physiology in Anesthetic Practice. 5th edn. Philadelphia: Lippincott Williams & Wilkins.

患者评估

引　言

镇静前精细化评估有助于镇静安全、有效实施。患者的选择和评估是成功实施清醒镇静的先决条件。评估可通过患者获取相关信息，以确定是否适合镇静和口腔治疗。患者与医生经过讨论治疗方案而建立相互关系。这对于可能有不良就诊体验，对口腔治疗失去信心的严重焦虑患者尤为重要。这类患者需要得到精心照料及适当鼓励，以重新获得他们的信任和合作。本章将考虑评估过程的所有方面，并讨论提供清醒镇静相关医疗条件。

评估过程

环　境

应尽可能安排一个具体的预约时间，将术前评估与治疗日分开。理想情况下，这次评估在非临床、轻松环境中进行。重要的是要创造一个平静和轻松的氛围，使患者安心，让他们放松。

病史采集

所有患者都应常规进行病史收集及检查，但应特别强调镇静的必要性、镇静的原因以及患者是否适合接受镇静。只有收集到所有信息，才能制定个体化的治疗方案。从患者对提问的反应中获得间接信息，更重要的是从初步检查中获得间接信息。

病史必须包括患者牙科焦虑的性质，口腔治疗的特殊困难（如咽反射敏感），既往口腔治疗史和当前的牙齿症状，完整的病史和社会环境情况。就诊史是病史中最重要的部分，将详细介绍。

牙科焦虑的性质

一开始就确定患者焦虑的性质很重要。有些人听到"口腔治疗"这几个字都会感到焦虑，而有些人则对"口腔内有异物""牙钻""局麻注射"或"拔牙"特别焦虑。许多引起焦虑刺激的潜在基础往往是对"疼痛"的恐惧。

然而口腔治疗一直与疼痛密切相关，无痛口腔治疗对焦虑患者来说是一个非常难接受的观念。

牙科焦虑症的程度从轻微的忧虑到真正的恐惧不等。许多有恐惧症的患者实际上根本没法接受治疗。这些人口腔健康条件可能较差，与其他口腔条件较好，但害怕进行"第三磨牙拔除"的患者有很大的不同。衡量焦虑的程度是很重要的，可询问患者对看牙的恐惧和担忧。

上述措施均有助于打破僵局，并引导讨论朝着我们所希望的方向发展而不会过度激发敏感情绪。对于担心"注射"或"针头"的患者，必须询问是一般的恐惧还是仅仅针对口腔科。许多患者担心口内注射，但会接受手臂注射。真正的针头恐惧症患者需要在术前用药、表面麻醉或认知性脱敏治疗的情况下才能使用静脉镇静。

口腔病史

详细了解口腔病史对于口腔治疗方案制定和确定是否适合在镇静状态下接受治疗至关重要。

口腔病史应明确患者考虑在镇静下接受治疗的详细原因。如果患者对口腔治疗焦虑，那么应该注意其开始焦虑的时间。许多患者始于童年时期的不良经历，但对于其他患者而言，焦虑可能是后来才产生的，例如在创伤性拔牙后。患者通常会乐意接受常规治疗，直到某个口腔医生在治疗期间伤害了他们，使其对再次治疗感到焦虑。

还应了解患者最后接受常规口腔治疗的时间和接受的口腔治疗内容。有必要确定患者之前是否接受过镇静，什么类型的镇静以及他们对此有何感受。

最后，应询问患者对牙齿、对健康以及牙齿外观的看法，未来的愿望以及目前的所有口腔症状。应收集所有信息用于制定治疗方案。

病　史

病史采集的目的是确定患者是否适合镇静，也是评估最重要的内容。所有接受口腔治疗的患者都应按同样的方法填写完整的病史，但应特别注意：心血管疾病、呼吸系统疾病、肝肾疾病的患者目前服用药物的信息有助于提醒口腔医生潜在的药物相互作用及一些隐藏情况。低龄或高龄患者、孕妇、残疾和有其他疾病的患者在考虑镇静时要特别关注。病史调查问卷有助于确保涵盖所有内容并给予提示。

身体状况及镇静适用性评估

评估是否适合镇静的有效方法是使用由美国麻醉医师协会（ASA）引入的分级系统。在该系统中，根据患者的身体状况和手术（或镇静）风险将患者分配到特定等级。分类使用六个等级（表 3.1）。

ASA Ⅰ

ASA Ⅰ级的患者非常适合接受清醒镇静。他们的风险最低，清醒镇静可在一般口腔治疗中安全应用。然而，即使在看似健康的患者中，也应始终警惕未确诊疾病的可能性。

ASA Ⅱ

ASA Ⅱ级患者有轻度系统性疾病。例如控制良好的哮喘，通过饮食控制的糖尿病或轻度高血压。除了真正的 ASA Ⅱ 级患者，对口腔治疗非常焦虑的患者也应纳入其中。极度紧张的患者具有高循环水平的内源性肾上腺素，在镇静期间更容易发生并发症。ASA Ⅱ级患者存在较高风险，但采取适当的预防措施，许多患者可以在镇静下进行口腔治疗。

表 3.1　ASA 分级系统

ASA 分级	定义	举例（包括但不限于）
ASA Ⅰ	正常健康患者	健康，不吸烟，不饮酒或少量饮酒
ASA Ⅱ	轻度系统性疾病的患者	仅轻度系统性疾病无实质性功能受限，例如（但不限于）：目前吸烟者、社交饮酒者、孕妇、肥胖（$30 < BMI < 40$）、控制良好的糖尿病 / 高血压、轻度肺部疾病
ASA Ⅲ	严重系统性疾病的患者	实质性的功能受限：一种或多种中度至重度疾病。例如（但不限于）：控制不良的糖尿病 / 高血压、慢性阻塞性肺疾病、病态肥胖（$BMI>40$）、活动性肝炎、酒精依赖或滥用、植入起搏器、定期透析、心肌梗死、CVA、TIA 或支架史（>3 个月）
ASA Ⅳ	患有严重系统性疾病，对生命构成持续威胁的患者	例如（但不限于）：近期（<3 个月）心肌梗死或严重的瓣膜功能障碍、射血分数严重降低、败血症、CVA、TIA 或支架史、持续的心肌缺血
ASA Ⅴ	垂死的患者，如果不手术预计不会存活	例如（但不限于）：腹 / 胸动脉瘤破裂、大面积创伤、颅内出血伴占位、肠缺血、多器官 / 系统功能障碍
ASA Ⅵ	已宣布脑死亡的患者，正在行器官摘除用于捐献	

ASA Ⅲ

ASA Ⅲ级的个体，镇静是艰难的选择。该组包括患有稳定性心绞痛、控制良好的癫痫、慢性支气管炎、充血性心力衰竭或控制良好的胰岛素依赖型糖尿病的患者。这些患者具有严重但可控的系统性疾病，可能会限制正常活动但不会使其丧失日常活动能力。镇静剂减少生理和心理压力对于这类患者非常有益，并且可以很好地降低口腔治疗期间病情急剧恶化的风险。然而，这类患者确实风险增加，大多数患者应被转到可获得额外支持的专业环境中。

除了真正的 ASA Ⅲ患者外，将没有全身性疾病，体重指数高或超过70岁的患者也应纳入其中。显著超重的患者可能呼吸功能降低，老年人通常对镇静剂更敏感并且他们的生理代谢过程更慢。

ASA Ⅳ

ASA Ⅳ级代表有严重危及生命的系统性疾病的患者。例如最近患有心肌梗死、未控制的糖尿病、未控制的癫痫或需要氧疗的严重肺气肿的患者。此类人群通常应在麻醉医生指导的、有日间手术管理设备的医院中进行治疗，在那里可提供全面的医疗和麻醉支持。

ASA Ⅴ

对于濒临死亡的 ASA Ⅴ级患者，只能提供紧急治疗。这些患者可能出于医疗原因而使用镇静剂，但很少用于提供口腔治疗。

值得注意的是，ASA 分类并非绝对可靠，并且类别之间存在一些重叠。但它确实代表了一种确定镇静风险的相对简单的方法。因此，必须在考虑到其医学和社会经历的所有要素的基础上对患者进行个体化评估。

对具有多种疾病的患者进行分级比较困难，例如患有控制良好的糖尿病的轻度哮喘患者。应记录患者较高的 ASA 分级并对患者进行相应的治疗。通过这种方式，降低了患者的风险并可以提供安全有效地口腔治疗。

特殊疾病及镇静考量

为了准确地对患者进行评估和分级，以确定患者是否适合镇静，口腔医生必须完全了解特殊疾病的病理和生理过程及镇静对该类患者的影响。

心血管疾病

心脏和循环系统疾病将影响患者是否适合在镇静状态下治疗。在西方国家，大部分人群患有缺血性心脏病并且有心绞痛或心肌梗死病史。其他疾病如瓣膜疾病或先天性心脏病的患者也可能出现在口腔临床诊治过程中。在这些患者中，与口腔治疗相关的紧张因素可导致肾上腺素水平升高，引起心动过速和高血压，从而增加心脏的负荷。当心脏受损时，紧张因素可能引起病情的急剧恶化。这方面的典型例子是压力导致心绞痛患者急性心肌梗死的风险增加。

由血管或肾脏疾病引起的高血压影响许多人，尤其是随着年龄的增长，治疗中的紧张情绪和镇静剂的作用可引起血压的显著波动。

血压低于 160/95mmHg 的患者可以在口腔操作中接受镇静。如果静息血压高于此水平，在镇静治疗前转诊进行患者评估至关重要。舒张压在这两个数值中更重要。然而，如前所述，血压的突然变化比最初的高血压更令人担忧。

虽然心血管疾病患者在治疗期间接受镇静可受益，但确实存在特殊风险。他们应对紧张所产生的压力的能力有限，这增加了他们在镇静治疗期间病情急剧恶化的可能性。许多人服用血管活性药物，可能与镇静剂产生相互作用。

呼吸系统疾病

几乎所有的镇静剂都会引起一定程度的呼吸抑制，因此患者呼吸功能良好对于接受镇静至关重要。具有正常呼吸功能的健康患者能够补偿镇静药物的轻度抑制作用。然而，呼吸系统疾病患者的氧储备较差，在镇静期间很容易缺氧。

哮喘是一种发病率越来越高的疾病，尤其在儿童中更是如此。控制良好的轻度哮喘患者可以在口腔治疗中接受镇静，重要的是警惕治疗过程中的压力可能会使者哮喘恶化，应采取适当的预防措施。嘱咐哮喘患者在镇静前立即服用平日使用剂量的支气管扩张剂，并且准备急救药物用于哮喘急性发作（见第 8 章）。如果哮喘严重，需要口服激素或住院治疗，患者应转诊于有麻醉医生指导且日间住院设备完善的医院进行镇静治疗。

在慢性支气管炎和肺气肿的患者中，呼吸功能也严重降低，呼吸刺激可以从高二氧化碳驱动转变为低氧驱动。这类患者的镇静应该谨慎。镇静剂不仅会引起进一步的呼吸抑制，而且额外吸氧是不可取的，因为它可能进一步抑制呼吸驱动并可能引起呼吸暂停。此类患者不应在仅有初级护理环境下进行管理。

上呼吸道感染，例如普通感冒和鼻窦炎是特定类型镇静的相对禁忌证。吸入镇静显然需要鼻腔用于气体输送，但在静脉镇静中，患者没有气道堵塞也很重要。鼻中隔偏曲引起的严重的慢性鼻塞则无法进行吸入镇静。

肝肾疾病

肝肾疾病影响某些镇静药物的代谢和排泄，特别是口服和静脉途径。镇静药物的正常药效学在肝肾疾病中发生改变（见第2章），在这些患者中可能存在可变的或不可预测的反应。这些患者对镇静药物更敏感，可能更容易出现过度镇静，需要更长时间才能恢复。任何怀疑有肝病或肾脏疾病的患者都应该由医生详尽询问病史，如果疾病处于活动期或已导致肝肾功能永久性丧失，静脉和口服镇静只能在麻醉医生指导的日间住院设备齐全的医院进行仔细评估。如果合适，应首先考虑吸入镇静。

神经系统疾病

影响神经系统的因素有很多种，可能会对镇静治疗的效果有影响。最常见的病症之一是癫痫。苯二氮䓬类药物因其抗惊厥作用，可以降低治疗期间癫痫急性发作的发生率。然而，镇静可以掩盖癫痫大发作的典型特征，如果确实发生惊厥，则可能难以诊断。意识丧失可能是癫痫唯一的症状，其很难与其他医学和镇静相关的并发症及紧急情况进行区分。镇静应限制用于控制良好的癫痫患者，如果存在疑问，应在麻醉医生指导下，在日间住院设备齐全可应对急性惊厥的医院进行镇静治疗。

内分泌系统疾病

糖尿病、肾上腺功能不全和甲状腺疾病是最常影响镇静治疗的内分泌系统疾病。

糖尿病：通过饮食控制或口服降糖药物治疗的糖尿病患者在口腔操作中镇静的风险最小。风险主要与1型糖尿病患者有关（特别是当糖尿病控制不佳且血糖水平明显波动时），术前饥饿可能会破坏血糖的稳定，应谨慎对待此类患者。在病情得到良好控制的情况下，将患者安排在上午第一个就诊，可以在镇静下完成治疗。他们像平常一样吃早餐和服用胰岛素，最大限度地提高病情稳定性。在可行的情况下，应考虑吸入镇静，因为当发生治疗不良反应时很容易纠正。经过详细的评估，可以使用静脉镇静。但糖尿病控制不佳的患者应转诊至二级护理机构进行适当的管理和监测。

肾上腺功能不全：肾上腺功能不全可能对正在接受镇静治疗的患者造成潜在的风险，可导致因情绪压力变化产生应激反应的能力受到抑制，可能发生继发性高血压或糖尿病。长期使用类固醇的患者可能因肾上腺抑制而出现类似问题。这些患者在镇静期间面临相当大的风险，应该转至麻醉医生指导的日间住院设备齐全的医院，在那里医生可以提供类固醇替代治疗并且可以提供全面的医疗支持。

甲状腺疾病：甲状腺疾病患者在进行镇静治疗前必须保证病情稳定，任何患有活动性甲状腺疾病的患者都应转院治疗。甲状腺功能亢进症可引起心动过速甚至心房纤颤，而甲状腺功能减退可能会导致心动过缓，这是在镇静状态下易发生的并发症。

血液系统疾病

贫血是一种常见的疾病，其严重程度各不相同。轻度贫血（如因月经失血引起的贫血）对镇静下的口腔治疗没有影响。但是，对于有较严重贫血病史的患者，特别是镰状细胞贫血疾病和地中海贫血疾病的患者，应避免使用镇静剂。这类患者如果氧含量较低，将面临严重的风险，特别是当患者出现过度镇静时。可以考虑在这些患者中使用吸入镇静。还应该注意的是，贫血的患者由于血红蛋白较少继而导致缺氧，因此出现发绀的可能性较大。

凝血系统紊乱可导致出血风险，应尽可能避免注射，因此静脉镇静不是抗焦虑的首选方法。氧化亚氮吸入镇静是有效方案，因为它不仅有镇静作用，而且还有一定的镇痛作用，这可避免使用局部浸润麻醉，可用于进行简单牙齿的保守治疗。须详细收集所有患出血性疾病患者或接受抗凝治疗患者的病史，并就口腔治疗方式和治疗场所是否得当向血液科专家寻求建议。

药物治疗

治疗性药物旨在对身体的一个或多个系统或器官具有特定的作用，但是它们往往产生一定的副作用。某些药物与镇静药物相互作用，因此在评估访视时必须准确记录患者正在服用何种药物及为何服用该药物。必须检查每种药物与建议用于口腔治疗的镇静剂的潜在相互作用。如果患者不记得已经开了哪些药物，那么口腔医生必须在安排治疗之前联系患者的主治医生进行说明。必须向接受镇静治疗的患者强调，应该继续正常服用药物，除非他们的医生另有指示。

表 3.2 显示了与苯二氮䓬类药物相互作用的几类药物。一些反应是理论上可能会发生的，取决于处方药物的持续时间和剂量。但是，应该始终采取各项措施，以确保患者不会处于不必要的危险中。

镇静药物几乎没有绝对的禁忌证。通常，潜在的医疗条件将决定患者是否适合治疗。如果要进行镇静，则必须采取适当的预防措施以应对潜在的药物相互作用。如果超过预期的镇静水平，应减慢滴定速度、减少镇静药物的

表 3.2 苯二氮䓬类药物与其他类药物组的相互作用

药物	相互作用
酒精	增强镇静效果
镇痛药（阿片类药物）	增强镇静效果
抗生素	红霉素抑制咪达唑仑的代谢
三环类抗抑郁药	增强镇静效果
抗癫痫药	苯二氧䓬类药物改变了一些抗癫痫药的作用，如苯妥英钠
抗组胺药	增强镇静效果
降压药	加强降压效果
抗精神病药	增强镇静效果
治疗溃疡类药物	西咪替丁抑制苯二氧䓬类药物的代谢

总剂量并留出更多的恢复时间。

吸毒成瘾或滥用药物的患者应慎重考虑。镇静药物与毒品可能发生许多不可预测的相互作用而导致难以顺利完成镇静。如果对潜在的药物相互作用存在任何疑问，都应将患者转诊到有麻醉医生指导的医院进行日间住院治疗。

妊　娠

妊娠期间接受镇静治疗有两方面风险。首先是镇静药物对胎儿的潜在致畸和镇静作用。其次，由于胎儿的额外需求改变了新陈代谢，患者可能对镇静具有非典型反应。由于这两个原因，最好将镇静推迟到分娩后。应在医院里进行紧急或基本治疗，治疗时间最好是在妊娠中期。

智力或身体障碍

有智力障碍的患者存在特殊问题。镇静可以帮助轻度智力障碍的患者接受常规口腔治疗，同时避免依赖全身麻醉。但中度或严重智力障碍患者对镇静的耐受性和反应是不可预测的，这些患者最好在专业环境中进行治疗。相比之下，身体残疾患者通常镇静效果较好，大多数患者可以在口腔诊所接受治疗。更严重的身体残疾需要在麻醉医生主导的医院进行日间住院治疗（第9章将更详细地讨论对有特殊护理需要人群的护理）。

年　龄

儿童和老年人即使健康，也存在镇静风险。婴儿和幼儿的代谢率远远高于成人，其体型要小得多。镇静剂对儿童的药理作用是多变的，如果出现并发症，儿童的病情会迅速恶化。

建议将吸入镇静作为口腔诊所 16 岁以下人群最佳镇静方式。对于

12~16 岁的儿童，吸入镇静失败及接受过儿科静脉镇静的患者，可选择咪达唑仑静脉镇静。儿童使用苯二氮䓬类药物可产生去抑制作用，出现混乱及定向力障碍。这种情况通常发生在对镇静效果没有清楚认识的情况下。因此，在评估儿童静脉镇静时，必须考虑到儿童的成熟程度及其处理镇静作用的能力。

老年人全身系统的功能逐渐降低。他们更容易受镇静药物的影响，通常需要较小的剂量来避免过度镇静。老年人出现未确诊疾病的发生率在增加，其应对过度压力的能力也在下降。虽然生理年龄比实际年龄更重要，但在给 70 岁以上患者使用镇静剂时应谨慎。

如果对患者的健康状况有任何疑问，与全科医生沟通及（或）转至麻醉医生指导的医院日间住院治疗至关重要。

社会环境的重要性

病史的最后部分是评估患者的家庭情况。需要一名责任人陪同患者前往和离开医院，并且必须提供合适的私人交通工具。需要确保护送人员不是幼儿或老年人，可以承担相应责任。询问成年人的吸烟习惯、饮酒情况和是否使用毒品，这些都可能影响镇静剂的作用。对患者家庭情况也应进行调查，确保患者在接受治疗后得到安全照顾。

临床检查

患者镇静治疗评估应包括完整的临床检查和生命体征评估。尽可能在评估及口腔操作前获取 X 线片和其他检查结果。

口腔检查

部分患者可以接受全面的口腔检查，绘制牙位图和拍口内 X 线片。特殊口腔外科手术的患者也通常会接受常规检查。然而，患有中度至重度牙科焦虑症的患者可能仅同意进行表面检查，不能接受使用探针。如果不接受口腔检查，可建议患者行口腔全景断层扫描。

焦虑患者口腔检查的目的是判断需要口腔治疗的方式和必要性。这些将有助于口腔医生确定是否需要在镇静下进行治疗，选择最合适的镇静方式以及决定所需就诊次数。对于大多数焦虑的患者，他们往往很久没有进行过口腔治疗，初步治疗通常涉及全口洁治、多颗牙拔除和常规保存治疗。

通常可以收集足够的信息来制定第一次镇静治疗的计划。对焦虑的患者进行口腔检查需要一定程度的妥协，有时全面检查和口内 X 线检查将不得不推迟到患者镇静后进行。

生命体征评估

对于所有成人患者和需要在静脉镇静下进行口腔治疗的患者，在评估预约时必须测量心率、血压、呼吸频率、动脉血氧饱和度、体重和身高。获得基础生命体征的目的有三个：

1）确定患者是否适合镇静；

2）提供基础值，以便与之后镇静治疗时的测量值进行比较；

3）筛查可能存在的未确诊疾病。

血压和心率

在预约评估时，患者心肺指征会出现一定程度的升高，高于患者的正常年龄和性别范围，如心动过速或收缩期高血压。因为牙科焦虑症患者在进行口腔手术时会产生强烈恐惧。

可以使用手动或自动血压计测量血压。可通过血压将患者进行 ASA 分级，如表 3.3 所示（Malamed，2010）。

表 3.3　血压水平与相应 ASA 分级

血压 /mmHg	ASA 分级
低于 140/90	I
140/90~159/94	II
160/95~199/114	III
高于 200/115	IV

如前所述，血压低于 160/95 mmHg 的患者可在镇静下进行口腔治疗。如果血压高于此水平，在考虑镇静之前，应将患者转诊给其全科医生进行全面评估。

血氧饱和度

使用脉搏血氧仪可以监测动脉血氧饱和度，记录患者的呼吸和心脏功能。健康个体的平均血氧饱和度为 97%~99%。对于血红蛋白水平正常的患者，临床上可接受的血氧饱和度为 95%。

身体质量指数

身体质量指数与人的体重与身高相关。身体质量指数（BMI）是个人的体重（公斤）除以身高（米）的平方。BMI 分类见表 3.4。一些肌肉发达的人可能有很高的 BMI，但健康方面并不存在风险。

应谨慎对待肥胖患者。尽管 BMI 为 30~39 的患者被归类为 ASA II 级，但在口腔静脉镇静时，BMI 大于 35 的患者应格外注意，他们更容易出现呼吸系统和心血管并发症。每个患者应在个体基础上进行评估，并在适当情况下转诊至医院，在麻醉医生主导的医院日间住院治疗。在评估阶段应考虑，这些患者在吸入镇静下进行治疗可能更安全。另外，身体质量指数很小的患者，尤其是儿童和老年人，往往更容易受到镇静的影响。

表 3.4　BMI 分级

BMI	分级
<18.5	体重不足
18.5~24.9	正常体重
25.0~29.9	超重
30.0~34.9	一级肥胖
35.0~39.9	二级肥胖
≥ 40.0	三级肥胖

气道评估有助于超重患者的整体评估。Mallampati 分级通过从舌根到口腔顶部距离的视觉评估来预测气道的通畅性。Mallampati 分级高（3 级或 4 级）表明气道不通畅程度高，睡眠呼吸暂停的发生率更高（图 3.1）。

评估分级的方法是让患者坐下时张开嘴，伸出舌头。注意悬雍垂、硬腭和软腭的可见程度。

治疗计划

通过病史和检查的详细信息，便于建立初步治疗计划。需要考虑镇静或麻醉的类型以及所需的口腔治疗。如有必要，可进行修改。

镇静方式选择

虽然本章重点是评估患者是否适合镇静，但重要的是方式选择，包括：

1）单纯局部镇痛；

2）镇静和局部镇痛；

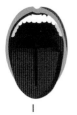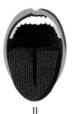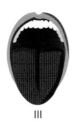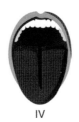

Ⅰ　　　　Ⅱ　　　　Ⅲ　　　　Ⅳ

图 3.1　Mallampati 分级

分级	评估标准
Ⅰ	可见软腭、咽腭弓、悬雍垂
Ⅱ	可见软腭、咽腭弓、部分悬雍垂
Ⅲ	可见软腭、悬雍垂基底部
Ⅳ	仅可见硬腭

3）全身麻醉。

在考虑镇静或麻醉的类型时，应考虑患者的健康状况、社会环境、焦虑程度和预期合作水平，以及计划口腔治疗的复杂程度和持续时间，进而确定所选镇静或麻醉类型。一些患者，例如牙齿拔除相对简单，焦虑程度较轻，可能同意在局部麻醉下治疗。其他可能因为恐惧，缺乏足够的合作或需要进行有创操作、治疗过程复杂的患者，全身麻醉是最佳选择。介于局麻和全麻之间，大部分患者认为药物镇静是易接受的口腔镇静方式。

口腔医生有必要向患者详细解释及讨论不同镇静方式。给患者解释口服、吸入和静脉镇静的主要特点，并说明镇静和全身麻醉之间的主要区别。许多患者都有一个先入为主的想法，认为只有在完全"睡着"或"昏迷"的情况下才会接受治疗。向患者解释，镇静会使其放松，意识模糊和记忆缺失，但不是无意识。应确保使用无痛局部麻醉和表面麻醉。

医生对患者做细致周到解释，解释过程中患者的反应有助于确定最合适的镇静方式。最终仍要尊重患者自己的决定，不能违背他们的意愿强迫其接受治疗（见第 10 章）。

口腔治疗方案

治疗方案取决于许多因素。应考虑患者当前的牙齿状况，预测未来就诊模式和口腔健康的依从性，这些都为了提供符合患者愿望的优质口腔治疗。对于不太可能长期保持口腔健康的患者，进行磨牙牙髓治疗或放置桥体意义不大。

首要任务是治疗引起症状的牙齿，随后拔除残留的牙根和严重龋坏或累及牙周的牙齿。剩余牙齿涉及全口刮治、保存治疗。以上是基本的建议，每位患者都必须制定个体化的治疗方案，并告知完成整个治疗所需的预约次数和长期随访安排。

患者的镇静准备

计划接受镇静的患者必须同意接受镇静治疗方式的详细口头和书面说明。对于儿童，应该使用针对特定年龄的语言；对于有学习困难症儿童，使用易理解的语言。患者的陪护人员也应签署治疗后对患者护理责任的书面说明。

对于任何形式的咪达唑仑镇静，患者应由负责任的成年人陪同。成人的吸入镇静治疗后护理是一个略有争议的问题，因为有充分的证据表明虽然患者在镇静结束的几分钟内可恢复正常功能，但仍然建议陪同，陪同人员必须负责患者往返于口腔诊室，并且必须对患者的镇静后护理承担责任。患者和陪同人员应尽可能乘私家车或出租车而不是乘坐公共交通工具回家。应提醒患者在镇静后 24 小时内不要进行以下操作：驾驶、操作机器（包括家用电器）、饮酒、签署法律文件或进行互联网交易。说明书如图 3.2 所示。

镇静预约

姓名：　　　　　　　　　　病例号：

您已预约于以下时间前往＿＿进行镇静治疗：

若您不能按时赴约请及时电话联系：

镇静下治疗说明

您已预约在镇静下接受口腔治疗。您必须遵守以下说明，否则您的治疗可能会被推迟：

1. 在预约前 2 小时内，切勿进饮进食。在这个时间之前，可进轻食，例如吐司或茶、咖啡或果汁。

2. 预约前 24 小时内不得饮酒。

3. 您必须由一位负责任的成年人陪同，并全程出现在等候区，治疗结束后护送您回家，并负责 24 小时内的看护。

4. 如果您正在服用任何药物，都应该按平日服用方式服用并随身携带。

5. 预约前出现任何疾病应立即告知，防止影响治疗。

6. 确保在预约前清除指甲油和假指甲。

7. 治疗结束后，陪同人员应乘坐私家车或出租车而不是公共交通工具送您回家。

8. 镇静后 24 小时内，切勿驾驶任何车辆、操作机器、使用任何家用电器或使用互联网。

9. 镇静后 24 小时内，不得饮酒、重返工作岗位、作出重要决定或签署任何法律文件。

10. 建议您将贵重物品随身携带或留在家中。任何贵重物品如在镇静室遗失，概不负责。

如果您遵循以上指示，您将度过舒适且平稳的镇静下治疗。请随时向镇静护士或医生询问关于治疗的任何问题。

图 3.2　拟接受镇静治疗的患者说明书

建议患者在镇静预约前空腹 2 小时。但是，在镇静前 2~4 小时内，可建议患者进食茶或果汁。不建议空腹较长时间，空腹导致低血糖可能会使镇静期间出现晕厥。此外，长时间的空腹会导致胃酸积聚，增加反流的风险。在清醒镇静中，患者保护性咽喉反射不会被抑制，因此如果发生呕吐，误吸的风险应该最小。

知情同意

必须获得所有接受镇静治疗患者的书面知情同意。口腔医生必须仔细向患者解释在治疗中会发生的情况，内容应包括镇静技术及其副作用、具体的口腔治疗以及任何可行的替代方案。患者应签署同意书，允许进行镇静、局部麻醉和口腔治疗。患者在治疗当天可能会特别焦虑，无法对有效同意作出明确的判断，因此，最好不要等到治疗当天签署知情同意。应在进行镇静治疗之前的合理时间内取得同意（在治疗当天也应该再次确认）。最后，应该回答患者的疑问，然后预约时间。

评估记录

详细的病史、检查和治疗计划必须记录在病历上。完成镇静评估表不失为一种很好的方法，如图 3.3 所示。使用标准化表格可确保涵盖评估的所有方面，并易于获取内容，以便在预约时提供参考。如果所有文件都确保完成，事故发生的可能性就会降低，并可为医疗事故提供证据。

	在下列方格内贴上患者识别标签或填写详细资料。	

姓	病例 ID 号
名	出生日期：
地址	国家健康保险号：
	性别：男 / 女
邮政编码：	

镇静评估

评估日期	评估人

个人史	具体细节
年龄 / 地址	
吸烟 / 饮酒	

身体状况	具体细节
心血管疾病	
呼吸道疾病	
肝 / 肾疾病	
出血 / 癫痫 / 糖尿病	
贫血 / 黄疸 / 肝炎	
其他严重的疾病	
手术史 / 全麻 / 镇静史	
药物治疗	
药品 / 药物治疗	
过敏史	

生命体征						ASA 分级
体重（kg）	身高（m）	BMI（kg/m^2）	血压	心率	呼吸频率	

治疗计划	
镇静方式	静脉　　　　吸入　　　　口服
是否满足镇静标准？	是 / 否　　　如无需要住院治疗
口腔治疗计划	
1.	
2.	
3.	
签署知情同意书	
书面信息 / 说明	
等候名单	

医师签名	

图 3.3　镇静评估记录

（王沛娟　译；张　惠　审）

参考文献

Malamed SF, 2010. Sedation: A Guide to Patient Management. St Louis, Mosby.

拓展阅读

Malamed SF, 2007. Medical Emergencies in the Dental Office. St Louis: Mosby.

Mallampati SR, Gatt SP, Gugino LD, et al. ,1985. A clinical sign to predict difficult tracheal intubation: a prospective study. Canadian Anaesthetists' Society Journal, 32(4): 429–434.

Royal College of Surgeons of England, 2013. Safe Sedation Practice for Healthcare Procedures: Standards and Guidance. London: The Academy of Medical Royal Colleges.

镇静药药理学

4

引 言

充分了解每种镇静药的药理学原理对安全实施镇静至关重要。从一开始就明确指出镇静药的含义是非常重要的，因为镇静和全身麻醉药物之间可能存在重叠。用于镇静的药物应该具备以下条件：

• 对中枢神经系统（CNS）产生一定程度抑制，使身体在最小的生理和心理压力下进行治疗。

• 改变患者意识状态但仍可使其保持沟通及口头应答。

• 有足够宽的安全范围，以避免出现非预期的意识和保护性反射消失。

镇静操作应使用满足以上条件的药物和技术。此外，药物自身应该满足：

• 给药方式简单

• 起效迅速

• 药理作用和持续时间可预估

• 恢复迅速

• 快速代谢和排泄

• 副作用发生率低

镇静药物通常通过吸入、静脉、口服或鼻腔给药。尽管所有药物最终都通过血液到达大脑中的靶细胞，但不同的给药途径下药物起效的时间也不同。吸入性药物的优势在于容易通过肺部吸收而快速起效，而且消除及苏醒迅速。静脉药物虽可预见其吸收，一旦给药，不能从循环血液中消除。静脉药物的作用通过药物重新分布、代谢和排泄后终止。由于胃排空速率不同导致口服镇静药物吸收不确切，因此镇静水平不一。药物经鼻腔给予，其通过鼻腔丰富的血管丛直接进入血液循环；相比于口服用药，这种方式可以避免胃肠道破坏和肝脏的首关消除，可使更多药物快速起效且比口服途径更易预测效果。本章主要介绍目前用于吸入和静脉注射的镇静药物的药理作用。口服镇静药物的药理作用不包括在本章，之后会在第 5 章中介绍。

吸入性镇静药

吸入性药物作用于大脑产生镇静效果。药物进入肺部，穿过肺泡膜进入肺静脉，随血液返回左心，然后进入全身动脉循环，从而到达脑部。因此，吸入镇静的两个主要组成部分包括：

- 吸入气体进入肺部
- 通过循环使药物分布到组织

吸入性镇静药物的药理基础

气体溶解度和分压

使用吸入性镇静药物诱导期间，每次吸入镇静药都会升高其在肺泡中的分压。随着肺泡内分压升高，气体被迫穿过肺泡膜进入血液，借此被运送至脑的效应部位。气体从高分压区向低分压区顺压力梯度运动（图4.1）。镇静水平与起效部位的药物分压成正比。终止给药后，反向运动过程开始。肺泡内的分压下降，气体反向运动离开脑进入血液循环及肺部。

气体顺压力梯度运动的速率取决于其溶解度。镇静药物的溶解度（血气分配系数）决定了其在血液及最终大脑中气体分压上升或下降的速度。分配系数越高，使血液和组织中分压升高所需的药物肺泡浓度越高。

出于镇静的目的，优选具有低分配系数的吸入性药物。低溶解度气体会使分压迅速升高并快速发挥镇静作用。同样，在停止给药后药物分压立即下

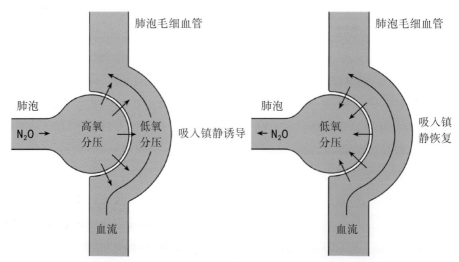

图4.1　吸入镇静诱导和恢复过程中，氧化亚氮顺压力梯度运动

降并且迅速苏醒。镇静药物的吸入浓度决定最终的镇静水平。镇静诱导的速度受气体浓度增加速率、患者的每分钟通气量和心输出量的影响。每分钟通气量的增加（如要求患者深呼吸）会加速镇静的起效。

相反，心输出量的增加会降低镇静诱导的速度。心输出量增加时，肺血流量增加。肺内的镇静药物会进入到更丰富的血流中，实际血液中的单位体积药物浓度降低。因此，到达脑部的镇静药物减少、镇静起效变慢。终止给药后的恢复速度受相同因素的影响。

吸入性镇静药物效能

如果使用足够大的剂量，所有镇静药物都会产生全身麻醉作用。现代镇静实施的关键是确保使用有较大安全范围的药物，以避免非预期的意识丧失。这意味着药物发挥镇静作用和诱导全身麻醉所需的剂量需有相当大的差异。

吸入性麻醉药用最低有效肺泡浓度（MAC）表示效能。MAC 是指 50%的患者对切皮刺激不发生体动反应时的肺泡气中吸入麻醉药的浓度。

虽然吸入浓度用百分比表示，但通常 MAC 以数字表示。当药物的组织浓度等于吸入浓度时即达到稳态。 MAC 是用于评价不同吸入性麻醉药物效能的有效指标。

实施镇静应优先选择中等或高 MAC 及低溶解度的药物。这可以确保在产生镇静和最终诱导麻醉所需的剂量之间有足够的安全范围。使用低 MAC 的药物实施镇静将很容易出现镇静剂意外过量并产生麻醉作用。

吸入性镇静药物种类

氧化亚氮

氧化亚氮（N_2O）是目前唯一常规用于口腔清醒镇静的吸入药物。 1772年 Joseph Priestly 发现了 N_2O，Horace Wells 于 1844 年首次将其用作麻醉药物进行了拔牙术。在随后的 170 多年中，N_2O 被用作吸入麻醉的基础用药，足以见其适用性和实用性。20 世纪 30 年代，在北欧国家，特别是丹麦，将 N_2O 用于实施镇静。然而，直到 20 世纪 60 年代，Harold Langa 开创了现代相对镇痛实践的理念，N_2O 才作为吸入镇静药物在口腔被广泛使用。

简介：N_2O 是一种无色、具有微弱甜味的气体，比重为 1.53。 通常以液体形式储存在压强为 750 磅 / 平方英寸（1 英磅 ≈ 0.455 kg，1 英寸 ≈ 2.54 cm）浅蓝色瓶中（英国标准）。

该气体按重量出售，每个瓶都标有净重。例如，气瓶空瓶时重 5.9 kg，在充满气体时重 8.8 kg。因瓶中内容物为液态，在吸入镇静设备上测得的压强在药物全部挥发结束之前始终保持不变。仪表上显示的值并非以线性模式减低，在瓶中药物即将用完之前压强会立即快速下降（图 4.2）。

因此，评估容器中 N_2O 含量的唯一可靠方法是称量容器重量并与空容器进行比较。辨音敏锐的人可通过用金属敲击容器来判断剩余量；音调随着气体的使用而降低。另外，长时间使用后，液态 N_2O 挥发吸热，导致容器表面液态药物平面之上有水蒸气结晶，这是判断容器中剩余的 N_2O 的第三个方法。

血/气溶解度：N_2O 具有 0.47 的低血气分配系数，血气溶解度低进而可快速诱导镇静。低溶解度导致进一步的结果是停药后，溶解在血液中的 N_2O 迅速通过肺部消除。药物开始消除最初的几分钟，大量的 N_2O 从血液中溢出并进入肺。实际上，这样会使肺泡中氧气被置换而导致弥散性缺氧。这种情况的发生是因为此时肺泡中的 N_2O 含量高，致使患者"呼吸" 100% N_2O。因此，N_2O 镇静停止后吸入 100% 氧气至少 3min。实际上，专用吸入镇静机输送的氧气含量很高，弥散性缺氧发生的风险很小。

效能：N_2O 理论上的最低有效肺泡浓度（MAC）约 105%。高 MAC 表明 N_2O 是一种弱麻醉剂，可通过滴定产生镇静作用。因为 MAC 超过 80%，所以理论上对于充分吸氧的患者正常大气压下不可能通过单独使用 N_2O 产生麻醉作用。然而，当吸入 N_2O 的浓度超过 50% 时应提高警惕，因为即便这个吸入百分比相对较低，一些患者仍可能进入浅麻醉状态。

镇静：N_2O 是一种良好且温和的镇静药物，可对中枢同时产生抑制作用

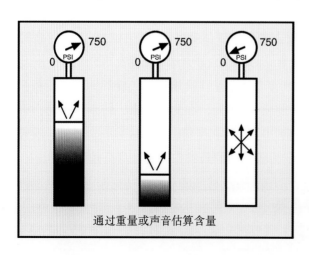

图 4.2　N_2O 容器中压强保持不变，并在容器中药物即将用完之前立即快速下降。PSI: 磅/平方英寸（1 磅 ≈ 0.45kg，1 英寸 ≈ 2.54cm）

通过重量或声音估算含量

和欣快效应，也是一种相当有效的镇痛药。吸入浓度为50％的N_2O相当于注射标准剂量（70kg成人10mg）吗啡。它非常适用于进行简单口腔治疗但局部镇痛不佳的患者，还可以减轻追加局麻药的注射痛。N_2O会导致轻微的心肺抑制，并且产生顺行性遗忘，治疗剂量几乎不产生副作用。

N_2O的职业危害：与N_2O使用相关的主要问题与患者无关，而是对长期接触药物实施镇静的工作人员有潜在危害。现已证明长期高浓度N_2O的职业暴露会引起特定疾病，最常见的是血液和生殖疾病。

众所周知，N_2O会导致维生素B_{12}氧化并抑制DNA合成必需的甲硫氨酸合成酶的生成（图4.3）。这样继而阻碍细胞生成并导致各种健康问题（表4.1）。

应注意主要关注的问题在于药物的累积效应，N_2O的作用很大程度上取决于：

1）暴露模式

2）组织敏感性

3）维生素B_{12}的吸收和储存

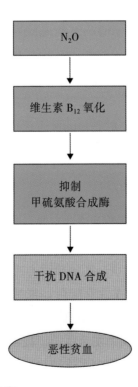

图4.3 N_2O慢性暴露的生化改变

表 4.1　N_2O 慢性暴露的健康隐患

损害细胞生成	对健康的影响
血液系统	恶性贫血
	影响骨髓功能
神经系统	神经髓鞘病包括：
	·感觉异常
	·感觉迟钝
	·无力
生殖系统	早产
	自发性流产
	生育力下降
肝、肾	影响脏器功能
	恶性肿瘤

4）甲硫氨酸合成酶的失活程度

N_2O 污染已成为全球性健康和安全问题，特别是因为它被称为可以破坏臭氧层的"温室气体"。因此要明确医务人员对 N_2O 职业暴露可接受的最大限值。据美国目前的健康和安全法规，8h 内暴露的平均值不应超过 100ppm。自从开始研究 N_2O 对医护人员慢性职业暴露产生的危害以来，通过引入有效的清除和通风系统，健康风险大幅降低。如果积极去除呼出的 N_2O，将会减少医护人员工作环境的污染。更完善的风险评估、培训并掌握此项技术，亦有助于实施快捷有效的吸入镇静。

七氟醚

七氟醚在口腔镇静领域颇受关注。它是一种有香甜气味、不易燃、易挥发的麻醉药物，可用于全身麻醉的诱导和维持。七氟醚是一种 MAC 值低于 2% 的强效药，其安全范围较小。实施镇静时需要使用特定的挥发罐确保维持亚麻醉浓度 0.3%。其他挥发性麻醉药如氟烷和异氟烷也曾试用于吸入镇静。遗憾的是，它们是比七氟醚 MAC 值更低、更强效的药物（氟烷的 MAC 值为 0.76%），这降低了药物的安全范围，使用时更可能诱导全身麻醉。这些药物目前均不适于在口腔操作中实施镇静，不符合安全镇静的概念，但关于七氟醚的研究仍有前景。

氧　气

氧气并不是镇静药物，但是吸入镇静药物通常与浓度至少30%氧气混合给药。氧气以气态储存于具有白色肩圈的黑色柱状容器中，初始压力为2000磅/平方英寸（137巴，英国标准）。因为是被压缩的气体，吸入镇静机的仪表盘会精确显示容器中含有的氧气量。用于吸入镇静的供氧源应与用于处理紧急情况的供氧源分开。氧气可以维持并助燃，因此供氧的区域内不允许有明火。

静脉镇静药物

静脉镇静药物直接被输入血液中并随血浆到达效应组织。给药期间，当血药浓度达到镇静水平后，药物顺浓度梯度扩散并穿过脂质层到达大脑的作用部位。因此影响血药浓度的因素决定了药物的起效和恢复。

静脉镇静药的药理基础

镇静诱导

静脉注射后，镇静药物的血药浓度迅速上升。药物通过静脉系统进入右心，然后通过肺循环到达左心。药物一旦进入动脉系统就会进入大脑，但仅在扩散通过脂质膜后才会产生作用。镇静作用通常在一个臂脑循环内起效，约35s。镇静药物的最终血药浓度取决于给药的总量、注射速度、心输出量和循环血量。注射药物的剂量越大、注射速度越快，血药浓度越高。反之，心输出量和（或）循环血量越高，血药浓度越低。

镇静后恢复

镇静后恢复历经两个阶段。首先是中枢神经系统的镇静药物重新分布，进入体内脂肪。初始峰值血浆浓度使得镇静药物进入灌注良好的组织，如脑、心脏、肝脏和肾脏。虽然药物在脂肪的溶解度低于灌注良好的组织，但镇静药物的脂溶性促使药物重新分布于脂肪中储存。最终血药浓度下降，血液和大脑形成相反浓度梯度，使镇静药物从脑内返回至血液。第二个阶段即镇静药物在肝脏的代谢吸收和通过肾脏消除。这将导致最终血药浓度降低，并使患者完全恢复。

重新分配和消除取决于不同镇静剂，但一般来说，药物重新分布是苏醒的开始（α 半衰期；$T_{1/2\alpha}$），随后剩余的药物开始消除（β 半衰期；$T_{1/2\beta}$）。实际上，所有的静脉注射药物都有两个半衰期。只有那些代谢非常快的药物不表现为双相曲线。消除半衰期可用于比较不同镇静药物的药代动力学。

静脉镇静药的分类

苯二氮䓬类

直到 20 世纪 60 年代，才有专门开发用于清醒镇静的药物。与此同时，瑞士 Hoffman-La Roche 的研究人员发现了一组称为苯二氮䓬类的镇静药物。从此，苯二氮䓬类药物成为英国现代镇静实施的中流砥柱。市场上出现的第一种苯二氮䓬类药物是地西泮（安定®）。此后，包括咪达唑仑和替马西泮在内的其他药物被开发用于口腔镇静。

药代动力学：了解苯二氮䓬类药物的作用机制，需先了解感觉神经元至中枢神经系统的正常信息传递。由 GABA（γ–氨基–丁酸）受体组成的系统负责滤过或阻止传入大脑的感觉信息。GABA 是一种从感觉神经末梢释放的、在神经元之间通过突触传递的抑制性化学物质。GABA 一旦释放，就会与突触后膜上的受体结合。突触后膜对氯离子的通透性增加，产生稳定神经元及增加阈值的作用（图 4.4）。

在不应期内，进一步的电刺激不能通过突触传递。这种方式可使通过神经元（从感觉起始至被感知的脑区域）全程的感觉信息的数量减少或"被滤过"。这样，需要更多的电刺激来引发每种感官（触觉，味觉，嗅觉，听觉，视觉）感知刺激并作出反应。

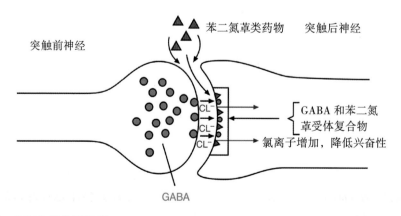

图 4.4　GABA 的作用机制

苯二氮䓬类药物通过 GABA 网作用于整个中枢神经系统。苯二氮䓬类药物特异性受体位于脑和脊髓内神经元细胞膜的上 GABA 受体附近。所有苯二氮䓬类药物（与所有镇静药物一样，都是中枢神经系统抑制剂）具有相似的结构，在每个分子二氮䓬结构的相同位置有一个环形结构（苯环）。正是这种共同的核心结构使得药物能够与苯二氮䓬受体结合。苯二氮䓬作用在受体相应位置，电冲动刺激神经元去极化后的复极化所需时间延长。这进一步减少了刺激到达高级中枢的数量，并产生镇静、抗焦虑、遗忘、肌松和抗惊厥的药理作用。苯二氮䓬类药物（BDZ）通过效仿机体正常的生理过滤系统产生积极或消极的作用。

苯二氮䓬类药物的作用范围从产生理想效果（激动剂），到产生完全相反的效果（反向激动剂）。在这个范围中间有一组药物对苯二氮䓬受体具有亲和力，但实际上无药理学活性（拮抗剂）。

临床作用：苯二氮䓬类激动剂的临床作用包括：

- 诱导 20~30min 清醒镇静，并产生一个小时或更久的放松状态
- 产生顺行性遗忘（给药后的时间里迅速丧失记忆）
- 肌肉松弛
- 抗惊厥作用
- 静脉注射苯二氮䓬类药物，缓慢滴定至健康患者清醒镇静的终点时，产生最小的心血管和呼吸抑制作用（滴定是指小剂量增加镇静药物至足量，同时观察临床反应）。

尽管镇静本身可能会改变患者对疼痛的反应，但临床上苯二氮䓬类药物并不产生有效的镇痛作用。

副作用：静脉注射苯二氮䓬类药物一般非常安全，但也存在一些问题，包括：

- 呼吸抑制
- 心血管抑制
- 老年人和儿童的过度镇静
- 耐受性
- 性幻想

最主要的副作用是呼吸抑制。所有接受苯二氮䓬类镇静的患者都会受到一定程度的呼吸抑制，但通常在呼吸功能受损、服用其他中枢神经系统抑制剂的患者或给药速度太快、单次推注时才可能发生。

先前存在呼吸系统疾病：先前存在呼吸系统疾病的患者已经有一定程度的呼吸功能不全，受苯二氮䓬类药物影响引起呼吸抑制的风险非常高。

协同作用：苯二氮䓬类药物与某些其他 CNS（中枢神经系统）抑制剂（如阿片类药物或酒精）存在协同作用。具有协同关系的两种药物的作用大于每种药物作用的总和，阿片类药物尤其明显，所需剂量可以是单一给药的25%或更少。因此，联合用药时药物过量的风险显著高于单一用药。

药物使用不当：静脉注射苯二氮䓬类药物过快可导致严重的呼吸抑制，甚至呼吸暂停。缓慢增加注射药物剂量可以避免这种情况。 如果出现呼吸暂停，需进行辅助通气。同时注射苯二氮䓬类药物后可能出现喉反射迟钝。尽管这种情况可能是一过性的，但医生应始终确保在进行口腔治疗时，镇静患者的气道得到很好的保护。

由于存在呼吸暂停的风险，一些学者建议对所有患者进行供氧。然而，这并不是普遍做法，同时这种措施是否适合年轻健康的患者也存在质疑。但毫无疑问的是，供氧可以更好维持血氧饱和度，特别适合老年人或存在疾患的患者。

苯二氮䓬类药物对健康患者也会产生轻微的心血管副作用。药物使血管阻力降低，引起血压下降。通常患者心率会代偿性升高，使得心输出量和血压不受影响。

老年患者对苯二氮䓬类药物尤其敏感。这样相对更容易发现药物过量并导致严重的呼吸抑制。老年人静脉注射苯二氮䓬类药物时应缓慢且少量递增剂量。与同等体重的青壮年相比，老年患者镇静所需的总剂量要小得多。在一般医疗条件下，对 16 岁以下的儿童静脉使用苯二氮䓬类药物应慎重。儿童可能对药物产生不可预料的反应并且容易出现过度镇静。偶尔他们会出现去抑制的现象并表现极度烦躁，这种反应在青少年时期更为常见。需要对这些患者加强护理，因为继续增加剂量很容易导致患者意识丧失。口腔医生对儿童实施苯二氮䓬类药物静脉镇静前要接受适当的技术培训并且具备进行小儿生命支持的能力。

已经口服苯二氮䓬类药物治疗焦虑症或失眠症的患者可能对静脉用药产生耐受。长期使用苯二氮䓬类药物而产生依赖的患者，静脉给药可以使其依赖性再次被激活。

亦有报道称静脉给药期间发生性幻想，但这似乎仅在高于推荐剂量时才会出现。

地西泮

地西泮是第一种用于静脉镇静的苯二氮䓬类药物（见图4.5）。它几乎不溶于水，因此将其乳化制成大豆油悬浮液（地西泮®）。地西泮®是一种无刺激性的制剂，可以避免静脉损伤。

地西泮经肝脏代谢并通过肾脏消除。虽然它的分布半衰期（$T_{1/2\alpha}$）在40min内，但消除半衰期（$T_{1/2\beta}$）为 $43\pm13h$。地西泮的活性代谢产物 n– 去甲西泮可在初始给药后72h出现反跳性镇静。

地西泮®静脉注射剂剂型为5mg/mL，2mL。这是一种可靠的镇静催眠药，缓慢给药，滴定至起效剂量。标准剂量范围为 0.1~0.2mg/kg。然而，苏醒时间长和可能出现的药物反跳意味着无论何种给药方式，地西泮对于短小口腔手术都不是理想的镇静药物，它的临床应用被更加新式且代谢更快的咪达唑仑所取代。

咪达唑仑

咪达唑仑（图4.6）是目前口腔静脉镇静的首选药物。

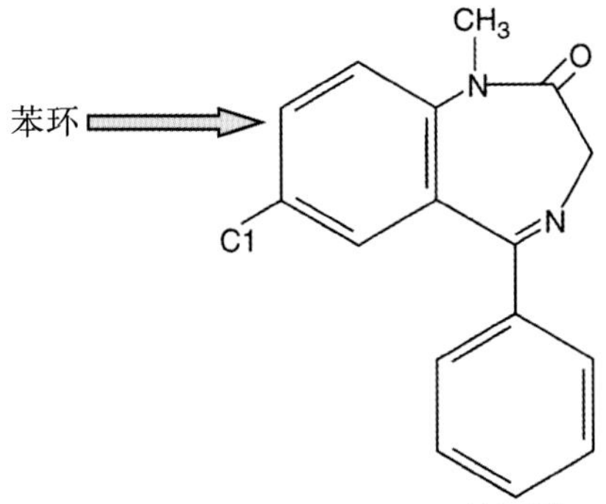

图 4.5　地西泮的化学结构，可见二氮䓬上连接苯环

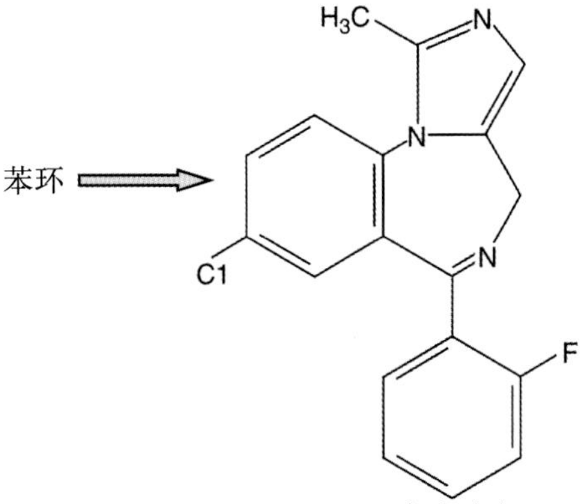

图 4.6　咪达唑仑的化学结构，可见二氮䓬上连接苯环

咪达唑仑是咪唑苯二氮䓬类衍生物，在 pH < 4.0 的溶液中呈水溶性，无静脉刺激性。一旦注入血液，在生理 pH 环境中转为脂溶性，并且容易透过血脑屏障。它的消除半衰期为 1.9 ± 0.9h，因此完全苏醒要比地西泮快。咪达唑仑起效更快，强度至少是地西泮的 2.5 倍，且比地西泮更易产生可预知的遗忘作用。咪达唑仑在肝脏迅速代谢，也有部分在肠代谢。其活性代谢产物为 α - 羟基咪达唑仑，半衰期为 1.25 ± 0.25h，短于母体化合物的半衰期，正因如此不会引起药物反跳。咪达唑仑镇静后初始恢复的速度较预期缓慢，这是由于未考虑其活性代谢产物。

在口腔操作中，静脉使用咪达唑仑浓度为 1mg/mL。咪达唑仑的使用剂量根据患者的反应进行滴定，但大多数患者所需剂量通常在 0.07~0.1mg/kg 范围内。

氟马西尼（苯二氮䓬类拮抗剂）

1978 年，苯二氮䓬拮抗剂——氟马西尼的发现是静脉镇静的重大进步。这是第一种有效并且几乎可以完全逆转苯二氮䓬类药物作用的拮抗剂。氟马西尼属于苯二氮䓬类药物，但它实际上没有内在活性（大剂量的氟马西尼可能导致非常轻微的癫痫发作）。它与其他苯二氮䓬类药物具有相似的基本化学结构，但没有附着在二氮䓬上的环状结构（图 4.7）。

正是这种结构上的细微改变使氟马西尼无治疗作用。相比于几乎所有已知的同类活性药物，氟马西尼对苯二氮䓬受体具有更强的亲和力，因此它是一种有效的拮抗剂。它可以拮抗（至少暂时）镇静药物，以及地西泮和咪达唑仑产生的心血管和呼吸抑制作用 —— 绝大多数市面上可见的苯二氮䓬类药物的副作用。

氟马西尼静脉注射剂剂型，500μg/mL，5mL。首次给药 200ug 后等待 1min。随后每分钟追加 100μg 直到患者完全苏醒。即便紧急情况下，也不推荐推注 500μg 的高初始剂量。目前仅推荐氟马西尼用于紧急情况而非作为

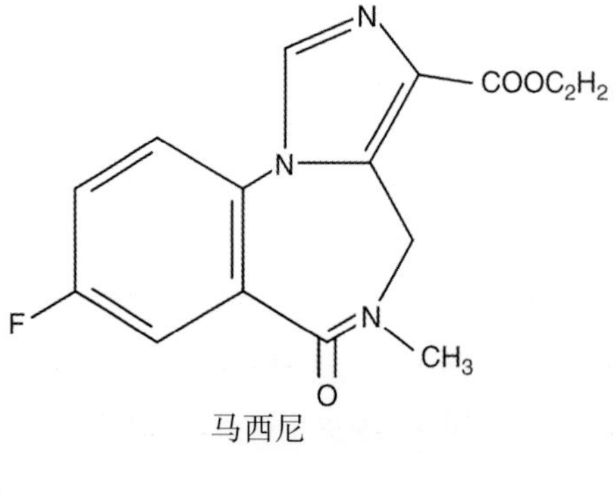

图 4.7 苯二氮䓬拮抗剂氟马西尼的化学结构，二氮䓬上无苯环连接

表 4.2　几种镇静用苯二氮䓬类药物的特性

药物名称	简介	使用剂量	代谢	$T_{1/2\alpha}$	$T_{1/2\beta}$
地西泮	乳化于大豆油中	0.1~0.2mg/kg	去甲西泮	40min	43 ± 13h
	2mL（5mg/mL）		$T_{1/2b}$（72h）		
咪达唑仑	PH 3.5~4.0 呈水溶性	0.06~0.1mg/kg	1- 羟基咪达唑仑	15~30min	1.9 ± 0.9h
	无刺激性				
	5mL（1mg/mL）				
氟马西尼	水溶性	0.1~1mg	脱乙基后呈酸性	7~15min	53 ± 13min
	无刺激性		有成对葡萄糖酸苷		
	5mL（500μg/mL）		（无活性）		

加快苏醒的手段。如果常规使用氟马西尼拮抗，当其作用减退时，理论上存在苯二氮䓬类药物再次镇静的风险。这是因为氟马西尼比苯二氮䓬类活性药物的消除半衰期短（53 ± 13min）。对于健康的患者，将氟马西尼作为常规用药是一个理论概念，在临床实践中几乎没有基础，最大争议在于其成本以及突然产生的且不愉快的"觉醒"。长期使用苯二氮䓬类药物的患者，可能会存在更多问题。

其他静脉镇静药物

尽管苯二氮䓬类药物是现代镇静实施的基石，但并不满足理想镇静药物的所有条件。主要问题在于患者出院并恢复日常活动需要相对较长的时间。迄今为止，似乎只有一种药物有潜力成为未来的镇静用药。

丙泊酚（2，6- 二异丙基苯酚）是一种有效的静脉镇静药，被广泛应用于麻醉的诱导和维持以及重症监护室的镇静治疗。丙泊酚在室温下呈油脂状，不溶于水。目前由 1% 或 2% 异丙酚、10% 大豆油、2.25% 甘油和 1.2% 卵磷脂配制而成。以浓度为 10mg/mL 的白色乳状液体置于 20mL 安瓿中。

丙泊酚具有快速消除并且苏醒迅速的优势，其消除半衰期为 30~40min。因其快速分布至外周组织，分布半衰期仅为 2~4min，所以临床作用持续时间短，一般认为注射后半小时内作用逐渐消失，加之起效迅速（注射后数分钟内）以及诱导中等程度的遗忘作用，使其成为静脉镇静的理想药物。丙泊酚机制在于强化 GABA 神经递质的作用。

全身麻醉维持期间，丙泊酚持续静注。手术结束停止输注后，患者可在数分钟内恢复意识。丙泊酚可以通过靶控输注，患者自控的目标输注，或者间断静注等方式给予亚麻醉剂量。丙泊酚的靶控输注（TCI）系统由内置软件的输液泵组成，可以模拟丙泊酚最佳药代动力学模型（图 4.8，图 4.9）。

将患者的年龄和体重输入软件中，即可选择期望的目标血药浓度。开始输注时，以精确计算的剂量泵入以产生目标血药浓度，随后连续输注维持此浓度。可以根据患者的反应增减靶浓度。假如选择更高的靶浓度，注射泵会自动追加丙泊酚的推注剂量，增加输注速度至靶浓度。如果选择更低的靶浓

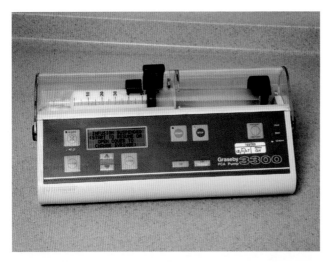

图 4.8　丙泊酚镇静使用输注泵

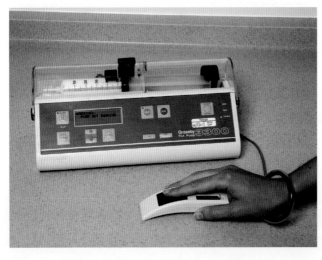

图 4.9　患者通过按钮控制丙泊酚输注

度，注射泵将停止输注直到降至新的血药浓度，随后以相对较低的速率继续给药。一旦治疗结束停止输注，患者通常在 10~15min 内彻底苏醒并符合离院指征。靶控输注技术已被用于各种诊断和治疗的过程中实施镇静，其中包括口腔手术。

以不同给药方式将丙泊酚用于口腔镇静的临床试验一直很有价值。开始逐渐增加剂量直至满意的镇静水平，通常总的给药剂量约为 0.5mg/kg。以大约 1.5mg/（kg·h）的速度持续给药从而维持合适的镇静程度。可根据需要调节给药速率，改变镇静深度。采用患者自控输注泵（类似于术后镇痛）给药的临床试验也非常有意义。

实际上在很多方面，丙泊酚接近理想的镇静药物。但是它确实有许多不足。镇静和麻醉之间的安全范围远比苯二氮䓬类药物窄。因为其持续给药，所以需要专用设备，即专用输注泵。丙泊酚存在注射痛，因此应优选较粗的静脉，或预先做局部麻醉。在实施口腔镇静时，仅建议由专业麻醉医生使用丙泊酚。随着以后的发展，丙泊酚可能会更普遍地应用于镇静实践，但目前并不推荐其作为口腔医生可安全进行的镇静技术。

（李 慧 译；张 惠 审）

拓展阅读

Calvey N, Williams NE, 2008. Principles and Practice of Pharmacology for Anaesthetists. 5th edn. Oxford: Blackwell Scientific Publishing.

Girdler NM, Rynn D, Lyne JP, et al. 2000. A prospective randomized controlled study of patient - controlled propofol sedation in phobic dental patients. Anaesthesia, 55(4):327–333.

Goodchild, C.S, 1993. GABA receptors and benzodiazepines. British Journal of Anaesthesia, 71(1): 127–133.

Leitch JA, Sutcliffe N, Kenny GN, 2003. Patient - maintained sedation for oral surgery using a target - controlled infusion of propofol – a pilot study. British Dental Journal, 194(1): 43–45.

Maze M, Fujinaga M, 2000. Recent advances in understanding the actions and toxicity of nitrous oxide. Anaesthesia, 55: 311–314.

Weimann J 2003. Toxicity of nitrous oxide. Best Practice Research in Clinical Anaesthesiology, 17(1): 47–61.

Yagiela JA, 1991. Health hazards and nitrous oxide： a time for reappraisal. Anaesthesia Progress, 38: 1–11.

5 术前用药、口服及鼻腔给药镇静

术前用药

术前用药是指在手术或有创操作之前给予患者药物治疗来对抗焦虑。这些药物通常为镇静剂。然而，有时也会因其他原因使用术前用药，例如减少唾液和支气管分泌物，减轻对疼痛刺激的反应和降低呕吐的风险，特别是在全身麻醉之前。

当考虑对焦虑患者进行清醒镇静时，通常术前口服给药用于抗焦虑。下列情况下可以使用术前用药：

- 减少就诊前一天晚上焦虑
- 减少治疗前 1~2h 焦虑
- 对针头恐惧但需要静脉镇静的患者

术前抗焦虑药物

一些药物可作为术前用药，最常用的是苯二氮䓬类药物。

地西泮

地西泮是目前最常用的术前镇静药。它有 2mg、5mg 和 10mg 的片剂，可经消化道完全吸收，服用后 30min 药效显著。该药不易计算每个人的标准剂量，因其受一些因素的影响，特别是可能与患者的年龄相关，儿童和青少年需要更高（相对）的剂量。与静脉给药一样，老年人和体质较弱的患者需要较小的剂量。大体来说，成人 0.1~0.25mg/kg 剂量将产生足够的抗焦虑作用，可在少量进食后术前一个小时服用。单次口服地西泮可为操作者提供评估的基线，并据此采取进一步操作。剂量过高患者会睡着，剂量不足无法达到有效镇静水平，患者依然处于焦虑状态。潜在的副作用包括头晕、痛觉增强、共济失调（难以保持姿势）和偶尔的呼吸抑制，术后长时间嗜睡也有报道。

对有明显精神疾病、神经肌肉紊乱、呼吸系统疾病、肝脏或肾脏疾病的患者使用地西泮时必须谨慎。在服用前后 24h 内必须禁止饮酒。患者在服药后 24h 内不应开车或操作机器。与静脉注射地西泮一样，活性代谢产物可能在镇静后 2~3d 发生再镇静。

替马西泮

替马西泮是现在最常用的术前口服药之一。它最初是作为一种催眠剂来诱导睡眠，但因其半衰期较短（约 4h）使其成为理想的抗焦虑药。给予正常体重、焦虑的健康成年人 10mg，并在 30min 后评估其效果。对于严重焦虑的患者，剂量可以加倍。

口服镇静

口服镇静是一种通过口服药物产生清醒镇静的技术，不同于术前用药仅产生轻度抗焦虑作用，口服镇静需要患者能接受口腔治疗。口服镇静是一种无创的镇静方法，因为它不需要注射给药。口服镇静对患者的配合度要求不高，故而比吸入镇静的用途更广。

理想的口服镇静剂应符合镇静的一般标准，包括：

- 缓解恐惧和焦虑
- 不抑制保护性反射
- 易于服用
- 起效快速
- 无副作用
- 可预测持续时间和作用效果
- 代谢和排泄迅速（快速代谢和排泄）
- 不产生活性代谢物
- 有效半衰期为 45~60min

很难找到符合上述所有标准的药物，并且吸入和静脉镇静比口服镇静更符合上述特征。因为药物作用效果不可避免地会发生变化，这些变化与以下内容相关：

- 个体的焦虑程度
- 药物的吸收模式
- 药物的代谢速度

这导致作用效果个体差异性大，意味着许多口服镇静剂的效果比肠胃外给药更难预测（即便是相同的药物）。

用于口服镇静的药物

替马西泮

除了用于术前给药，较高剂量（例如 30~40mg）的替马西泮可用于成人口服镇静。用于这种途径时，必须在镇静和治疗期间监测患者的生命体征。

咪达唑仑

咪达唑仑可作为口腔患者口服镇静的药物，是潜在的有效药物，但是在英国，它没有获得口服给药途径的许可，在综合评估各个治疗方案，充分证明其使用合理性后方可使用。在某些国家，它是一种口服液，由当地医院药房制备以供口服使用。它也可以与果汁或糖浆混合，使其更适合口服镇静。

口服咪达唑仑的起效时间为 20~30min。一些药物在胃肠道和肝脏中被吸收（首关代谢），只有一部分药物到达血液循环。因此，根据发生首关代谢的程度，作用效果将根据个体情况而变化。同样，恢复时间也是可变的，需保证患者达到离院标准后离院。建议使用口服咪达唑仑时开通静脉，以便在紧急情况下使用氟马西尼或其他急救药物。

鼻腔给药镇静

鼻腔给药镇静是药物通过黏膜吸收的镇静形式，近年来越来越受欢迎，特别是对于需要特殊护理且行为不受控制的口腔患者。这种方法也适用于有严重针头恐惧症且需要进行静脉镇静的患者。与口服镇静剂一样，这种给药方法不可滴定，只应在可滴定的镇静技术不合适时使用。一旦患者产生镇静和放松，应开放静脉通道以方便在紧急情况下使用拮抗剂氟马西尼。

用于鼻腔给药镇静的药物

咪达唑仑

在英国，咪达唑仑未获得鼻内给药许可，与口服镇静剂一样，在考虑过其他方案不合适后才可使用该给药方式。用于鼻腔给药的咪达唑仑的浓度为 40mg/mL，成人患者的初始剂量为 10mg。将药物吸入带有特殊鼻腔给药器的 1mL 注射器中（图 5.1）。

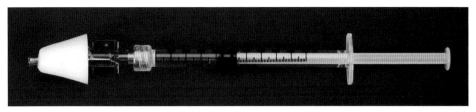

图 5.1　鼻内给予咪达唑仑

总　结

　　本章介绍了术前用药、口服镇静和鼻腔给药镇静技术。应强调的是：它们是独立的治疗技术，需要掌握理论知识和充分培训后才能使用。

（王沛娟　译；张　惠　审）

拓展阅读

Manley MCG, Ransford NJ, Lewis DA, et al, 2008. Retrospective audit of the efficacy and safety of the combined intranasal/intravenous midazolam sedation technique for the dental treatment of adults with learning disability. British Dental Journal, 205(2): E3, 84–85.

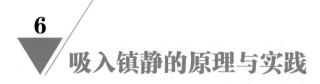

6 吸入镇静的原理与实践

引 言

　　吸入镇静是最安全的镇静形式，N_2O 的性质使该项技术应用普遍。吸入镇静是指通过给予亚麻醉浓度的气体麻醉剂来诱导一种清醒镇静的状态。它最常应用于儿童口腔治疗，已经成功地使用了几十年，其在成人口腔治疗中的应用也逐渐增加。N_2O 良好的药理特性使其成为吸入镇静技术的首选药物。

　　自 18 世纪被发现以来，N_2O 一直是吸入全身麻醉的基本组成部分，直到 20 世纪 60 年代才被广泛用于吸入镇静。美国的哈罗德·兰加引入"相对镇痛"的概念，是特定类型的吸入镇静。这种镇静通过使用不同比例 N_2O 和氧气的混合物来诱导一种精神 – 药理学镇静状态。

　　相对镇痛已成为口腔吸入镇静的标准技术。其他吸入镇静方法如使用固定浓度 N_2O 和氧气（Entonox®）等，在口腔治疗中并不常用。

口腔吸入镇静

　　吸入镇静的目的是通过抗焦虑作用缓解恐惧心理，通过镇痛作用减轻疼痛，通过改善患者的配合得以顺利进行口腔治疗。吸入镇静包含三个要素：

　　1）给予低至中等滴定浓度的 N_2O，患者意识仍清醒。

　　2）使用特别设计的具有安全功能的机器，包括输送最低氧气浓度为 30% 以及在氧气供应出现故障时可切断 N_2O 输送的仪器。

　　3）在整个镇静和治疗过程中，使用半催眠暗示来安慰和鼓励患者。

　　吸入镇静的成功依赖药理学和行为管理的平衡。N_2O 本身会产生一定程度的药理性镇静作用，但并不易预测，需要使用心理安慰来补充和加强。N_2O 的药理性质会使患者产生生理变化从而增强其对暗示的敏感性。半催眠暗示方法使患者更为放松，提升就医体验，缓解焦虑并提高配合度。静脉镇静产生药理学镇静，不需要考虑任何暗示因素，而吸入镇静则诱导的是一种精神 – 药理学镇静状态。

镇痛分级

N~2~O 镇静的临床效果可分为 3 级，并构成麻醉的不同分期（图 6.1）。

麻醉的 I 期（镇痛期）被细分为 3 级：

I 级中度镇静和镇痛，5%~25% 的 N_2O 可达到。

II 级镇静和镇痛分离，20%~55%N_2O 可达到。

III 级完全镇痛，通常在 N_2O 浓度高于 50% 时可达到。

总的来说，大多数临床有效的镇静作用产生于 I 级，有时在 II 级产生。尽管有些患者因产生分离效应失去方向感。相对镇痛（吸入性镇静）的定义包含的正是这两级。III 级是有意识镇静状态和真正的全身麻醉状态之间的过渡，因此它被称为完全镇痛而不是相对镇痛。相邻分级间有相当大的重叠部分，每个患者对 N_2O 作用的敏感性也有很大差异。一个人可以用 10% 的 N_2O 充分镇静，另一个人则可能需要超过 50% 的 N_2O 才能达到相同的镇静程度。

每个镇痛分级都有特定的临床表现：

I 级（N_2O 浓度 5%~25%）

•放松和舒适的感觉

•感觉异常，手指、脚趾和脸颊的麻刺感

•温暖的感觉

•警觉并乐于回答问题

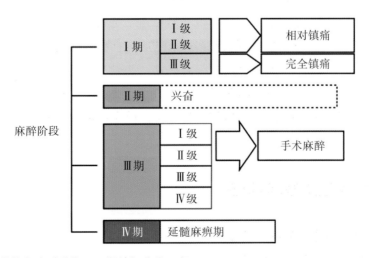

图 6.1 盖德尔麻醉分期。I 期被细分为 3 级

69

- 自主运动轻微减少
- 对疼痛刺激的反应减少
- 脉搏、血压、呼吸频率、反射和瞳孔反应均为正常

随着 N_2O 浓度增加到 20%~55%，将会从 I 级过渡到 II 级。

II级（N_2O 浓度 20%~55%）

- 明显的放松和困倦
- 感觉从环境中分离
- 感官将被改变
- 可能会做梦
- 普遍感觉异常，中度镇痛
- 咽反射敏感性降低
- 回答问题延迟
- 生命体征和喉部反射普遍不受影响

当 N_2O 浓度超过 50% 时，通常会过渡到 III 级。

III级（N_2O 浓度超过 50%）

- 明显的嗜睡和表情"呆滞"
- 完全镇痛
- 常见恶心和头晕
- 患者可能会呕吐
- 提问无反应
- 可能会失去意识并进入全身麻醉的第二阶段

如果出现任何这些迹象，应降低 N_2O 浓度。通常在各分级间有一个渐进的过渡，并不是所有的患者都表现出所有的临床症状。然而，当使用 N_2O 镇静时，镇痛分级是一个有意义的指导。恶心、头晕和表情呆滞等特定症状提示镇静水平过高，应降低 N_2O 浓度。然而，由于个体反应有相当大的差异，这项技术的成功更多地取决于操作者使用催眠暗示的能力，而不是 N_2O 本身的效果。

吸入镇静的适应证和禁忌证

适应证

- 牙科焦虑患者的管理（儿童和成人）
- 针头恐惧症患者的管理

- 咽反射患者的管理
- 身体有疾病患者的管理

吸入镇静对焦虑的儿童特别适用。儿童必须能够理解吸入镇静的目的和机制（用适当的语言），因此儿童使用吸入镇静下治疗的最低年龄约为 3 岁。这是适合的最低年龄，孩子需有适当程度的理解来提高配合能力。计划进行正畸拔牙的较大年龄儿童也可能受益于吸入镇静。这些儿童可能并不特别害怕常规治疗，但多次拔除恒牙或外科手术如暴露尖牙等，可能会造成一定的创伤。镇静可帮助患儿更容易接受手术并使治疗时间过得更快。

吸入镇静的另一个关键适应证是治疗对针头或注射恐惧的成人（与牙科恐惧症相反）。这些个体很难接受静脉穿刺和静脉置针。无论是作为单独的镇静形式，还是作为静脉穿刺置管的辅助手段，吸入镇静都有益处。对于这些个体，吸入镇静可让患者有足够程度的镇静而使静脉置针成为可能。一旦置针成功，则可停止吸入 N_2O，通过静脉注射镇静剂即可。

吸入镇静也用于一些静脉注射有呼吸抑制风险的特殊类型的患者，包括镰状细胞贫血或哮喘患者。吸入镇静可保证一定的吸氧水平（至少 30%，通常会更多）。对少数经证实对静脉镇静剂过敏的患者而言，吸入镇静可能是唯一的替代技术。

禁忌证

吸入镇静的许多禁忌证是相对的或暂时的，包括：

- 上呼吸道感染
- 扁桃体或腺样体肥大
- 严重呼吸系统疾病
- 张口呼吸
- 低龄幼儿
- 中度到重度学习障碍
- 严重精神疾病
- 孕妇
- 患者服用氨甲蝶呤（由于 N_2O 的抗叶酸作用）
- 最近三个月接受玻璃体视网膜手术的患者
- 上前牙区根尖切除术

吸入镇静很少有绝对的适应证和禁忌证。在许多情况下，有必要仔细权衡患者镇静的风险和全身麻醉的风险，这些方法可能是一些牙科焦虑患者的唯一选择。只有符合上述选择标准及第 3 章所述一般标准的患者才可以在口腔诊所接受治疗，但每个患者都应接受个体化评估。还有部分患者可以转入医院接受吸入镇静下的治疗，以便更好地处理所有并发症。

吸入镇静的优缺点

优　点

- 无创，无须静脉穿刺 / 置针
- N_2O 是相对惰性气体，无代谢负担
- N_2O 的低溶解度确保起效和恢复迅速
- 镇静水平可以很容易改变或停止
- 对心血管和呼吸系统影响小
- 产生一定镇痛效果

缺　点

- 药物通过鼻罩持续给药，靠近操作部位
- 鼻罩可能会引起患者的反感
- 镇静水平在很大程度上依赖于心理安慰
- 患者可以经鼻呼吸
- 不适合非常低龄的儿童和有严重行为障碍者

吸入镇静的患者准备

　　吸入镇静患者的评估和治疗计划的制定应遵循前面第 3 章描述的方法。吸入镇静应被视为整体行为管理策略的一部分，预约评估的目的是选择那些需要某种形式的额外支持来帮助其进行治疗的患者。在评估儿童进行吸入镇静时，让儿童和家长都参与进来很重要。

　　在考虑镇静治疗时，应考虑口腔治疗的类型和程度。虽然大多数常规的口腔操作可以在吸入镇静下进行，但治疗必须与患者的年龄和预计的配合程度相匹配。4 岁儿童在吸入镇静下拔除一到两颗牙齿是相当合理的。但是，如果同一个患者需要拔除多个严重龋坏的牙齿，建议进行全身麻醉可能会更好。同样，一个 13 岁的孩子可以接受在吸入镇静剂下拔除 4 颗前磨牙，但是如果需要拔除埋藏的牙齿，全身麻醉可能是更好的选择。

　　对吸入镇静的患者可如第 3 章所描述进行身体评估。应特别注意呼吸系

统疾病，也应检查鼻腔的通畅度，因为这会影响通气和气体交换。应记录基线脉搏和呼吸频率，但对于健康患者，测量体重和血压是非必需的。

术前说明

应向患者和患者的父母（如果患者是儿童）全面解释操作过程。对于患儿来说，用简单的术语解释这个过程是很重要的。应该告诉患儿，他们将吸入一些"快乐的空气"或"神奇的气体"，会感到"温暖""麻刺感"和"困倦"。当他们放松时，牙齿就会被"洗"得"有光泽"。然后，它会被"拧出来"或"被修好"。使用语言应极其谨慎，应告诉患儿真实的情况。镇静过程中，患儿可放心与口腔医生进行交流。很明显，解释的程度应根据孩子的年龄和理解水平而异。家长、监护人或患者（如年龄超过 16 岁）均须签署书面知情同意书，同意接受镇静及口腔治疗。

应向父母或包括患者（如果超过 16 岁）提供关于操作前和操作后护理的完整口头和书面说明，包括：

- 预约前两小时吃轻食
- 儿童须由成人陪同
- 乘汽车或出租车回家
- 儿童不应该在离院当天骑自行车、开车或操作机器
- 儿童离院后应该由成年人照看

仅接受吸入镇静的成年人不需要陪同。一旦经评估适合离院，成年人可以独自回家，但不建议进行驾驶。

吸入镇静设备

笑气机是专门为口腔操作提供吸入镇静而设计的。它们可以是独立输送系统，也可以是管道输送系统，均可通过鼻罩向患者输送不同比例的 N_2O 和氧气。气流是连续的，且可通过个体化调整流量来配合患者的分钟通气量。

独立输送系统

独立输送系统有单独气源：两瓶 N_2O 和两瓶氧气（图 6.2）。每种气体其中一个气瓶处于使用中，另一个气瓶必须始终保持满瓶状态作为备用气瓶，并贴上相应标签。气瓶与设备连接时采用特殊的轴针指数连接，防止连接错误。气体离开钢瓶经过减压阀进入流量控制阀。

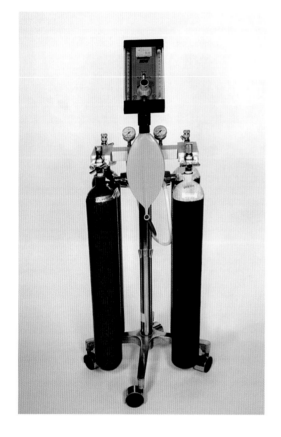

图6.2 独立式吸入镇静机

管道气体单元

　　管道气体单元由供应 N_2O 和氧气的管道系统组成，该系统的气体储存在钢瓶中（图6.3）。

镇静控制装置

　　根据制造商的不同，独立式和管道式系统都有相同的控制装置（图6.4）。

　　两种气体的流量都可在控制装置上的流量管中显示出来，流量调整可每分钟增加1L，最高可达10L。N_2O 和氧气在流量控制装置中混合。流量控制旋钮调节混合气体输送给患者的速度，混合控制刻度盘决定输送给患者氧化亚氮和氧气的相对百分比。在 Quantiflex MDM 系统上，混合 – 控制刻度盘实际上显示的是正在使用的氧气的百分比，以10%递减，从100%下降到30%（最低水平）。当氧气浓度改变时，N_2O 浓度也会改变，自动与氧气组成100%的混合气。在 Porter 系统中，N_2O 和氧气有单独的控制盘。控制装置还包括一个空气吸入阀，在呼吸回路中有任何负压存在时，它将自

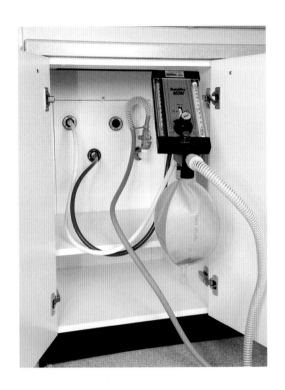

图 6.3 管道吸入镇静系统

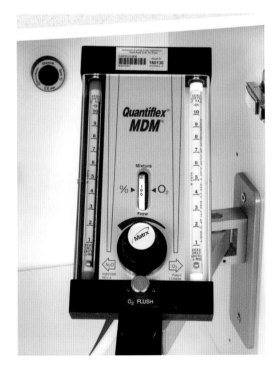

图 6.4 Quantiflex MDM®
流量控制装置。显示 N_2O 和
氧气流量，混合控制刻度盘，
流量控制旋钮和快速充氧按钮

动打开，让空气进入。因此，如果某个患者气体流量在无意中被设置得过低，则空气吸入阀会打开，使患者除了能吸入供给的气体外，还能吸入室内的空气。

储气囊

离开流量控制装置后，混合气体进入不含橡胶的储气囊（图6.5）。储气囊有三个主要用途：

·有助于精确调整气体流量以满足患者的分钟通气量。如果患者呼吸时储气囊空了，那么相对于患者的分钟通气量来说，流速设置得太低了。相反，如果储气囊持续过度膨胀，则流量设置得过高。理想情况下，储气囊应保持四分之三充盈度，在患者吸气时微瘪，呼气时又充盈。

·作为临床监测的辅助手段。在治疗期间定期观察储气囊的运动，可以监测呼吸频率和深度。

·用于紧急情况下手动正压通气。在先关闭呼吸系统并扣紧面罩时才能有效。

气体传输系统

混合气体通过气体输送管道输入，送至管道连接的鼻罩。有各种尺寸的

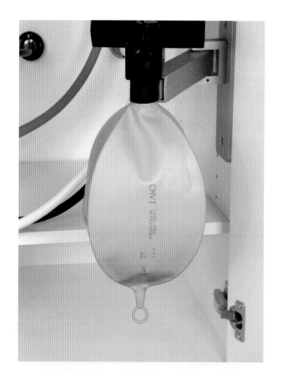

图6.5 储气囊刚好位于流量控制装置的下方

橡胶鼻罩可供选择，选择一个能够为患者的面部提供最佳密封性的鼻罩（图 6.6）。

不合适的鼻罩会让气体逸出，降低镇静效果，导致环境污染。患者从鼻罩中吸入新鲜气体，然后将废气呼入鼻罩。呼出的气体通过鼻罩中的输出端口进入废气软管。废气软管中的单向阀或鼻罩系统会防止废气被再次吸入。呼出的气体被特定废气系统主动清除。

吸入镇静设备的安全特性：

1）最小供氧量：笑气机的构造保证最小供氧量为总气体流量的 30%，无论总气体流量大小。确保患者吸入混合气体含氧量始终比正常室内空气中含氧量更高（>21%），可消除诱导完全麻醉的风险。

2）自动气源切断：如果氧气供应失败或氧气浓度低于 30%，则自动切断所有气源。只有当氧气瓶气体耗尽，或在高压系统中出现堵塞或泄漏时，才会发生这种情况。这一特点也确保了绝对不会直接将 100% 的 N_2O 输送给患者。

3）颜色编码：所有与 N_2O 有关的组件都是蓝色的，与氧气有关的是白色的（英国标准）。这包括流量计、与钢瓶连接的管子和（或）气体出口的减压阀。

4）轴针指数系统：在独立输送系统上，该系统确保氧气和 N_2O 钢瓶不能互换。在管道输送系统上，氧气和 N_2O 出口的尺寸不同。

5）气体压力刻度盘：压力刻度盘使操作者能够确保在治疗前和治疗期间有足够的气体供应。

6）声音警报：当氧气水平下降时，应该能够发出警报。

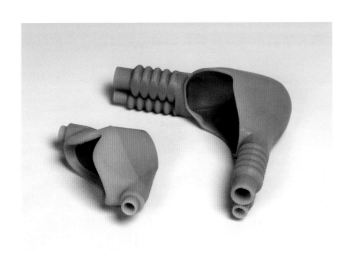

图 6.6　吸入镇静鼻罩内外部分

7）排出废气：为减少 N_2O 对手术室的污染，必须配备主动清除装置。

8）快速充氧按钮：在过度镇静的情况下，提供 100% 的氧气。

设备检查

吸入镇静机和相关设备在使用前应进行如下完善的检查。

气体水平：对于独立输送系统，必须分别打开每个氧气瓶并检查压力表。至少一个钢瓶应该是完全满的，任何显示读数低的钢瓶都应该更换。流量应调到最大，并重新检查刻度盘，以确保压力没有下降。如果发生流量下降，则表明气瓶内的气体量低，或者系统的高压部分存在阻塞。关闭备用钢瓶并贴上满瓶的标签。N_2O 气瓶需要称重以确定气体量。N_2O 在压力下以液体的形式储存，压力刻度盘不能准确显示气瓶内的液体量。还应该测试钢瓶提供足够气体流量的能力。实际操作时，第一次使用就确保正确放置满瓶和正在使用的标签，在更换钢瓶时也需始终检查这些标签。

系统泄露：应检查系统泄露情况，用一只手堵住鼻罩并将储气囊充满，然后用力挤压出气囊。除非气体被迫从手堵住的鼻罩中漏出，否则储气囊不会塌陷。气囊泄气表明有泄漏。

自动气源切断：对于独立输送系统，同时打开氧气和 N_2O 测试自动气源切断的有效性，将混合控制刻度盘设置为 50% 氧气 /50% N_2O，流量设置为 8L/min。当关闭氧气瓶时，N_2O 应在几秒钟内自动切断。对于管道输送系统，应关闭墙壁出口开关来切断氧气供应。

快速充氧按钮：测试快速充氧按钮确保在按压时产生气流。

气体管道和单向阀：检查气体管道是否有撕裂或老化现象并将呼气端或面罩呼吸系统中的单向阀安装到位。

启动气体供应：对于独立输送系统，应打开正确的钢瓶，并完全打开阀门。

对于管道系统，确保气体软管与墙壁出口相连。

吸入镇静技术

操作前核查

在对患者进行操作之前，应完成及签署一份核查表（图 6.7），包括：

• 患者姓名及出生日期

• 操作日期

• 口腔医生及口腔护士（图 6.7）

<table>
<tr>
<td rowspan="2" colspan="2">

吸入镇静治疗记录</td>
<td colspan="2">在下列方格内贴上患者识别标签或填写详细资料</td>
</tr>
<tr>
<td colspan="2">
<table>
<tr><td>姓</td><td>病例 ID 号</td></tr>
<tr><td>名</td><td>性别：男 / 女</td></tr>
<tr><td>地址</td><td></td></tr>
<tr><td></td><td></td></tr>
<tr><td></td><td></td></tr>
<tr><td>邮政编码：</td><td></td></tr>
</table>
</td>
</tr>
<tr>
<td colspan="2">医师 – 镇静医师</td>
<td colspan="2"></td>
</tr>
<tr>
<td colspan="2">　　　– 操作医师</td>
<td colspan="2"></td>
</tr>
<tr>
<td colspan="2">助手</td>
<td colspan="2"></td>
</tr>
</table>

镇静前核查表

1. 人员核查	
配合助手是否经验充足？	
医生 / 助手了解急救流程吗？	
2. 应急监护设备核查	
了解急救设备位置	
氧源 – 应急 / 常规	
吸引 – 固定 / 移动 – 备用	
正压通气气囊	
脉搏氧和血压计	
ECG/ 除颤仪	
急救药品	
3. 相关镇痛设备核查	
氧气和 N_2O	
压力表、流量计	
N_2O 自动切断装置	
储气囊、气体管路、鼻罩	
清除设备	
4. 患者核查	
患者及家属了解治疗及操作计划	
签署知情同意书	
病史检查	
常规药物使用情况	
最后进食 / 进饮时间	
陪人及交通工具	

图 6.7　吸入镇静实施前核查表

• 提供和检查的设备包括：

– 口腔设备

– 镇静设备

– 急救设备

• 患者检查

– 患者知晓治疗计划

– 获得知情同意

– 获得最新病史

– 如是育龄期女性，检查确定其未怀孕

– 患者未禁食超过 2h

– 在过去 24h 内没有饮酒

– 有陪同人员（如是育龄期女性，检查确定其未怀孕）

– 有公共交通工具可以乘座

患者管理

由口腔护士把患者带进操作室并让其坐在牙椅上。向患者解释吸入镇静的流程，并展示鼻罩（图 6.8）。

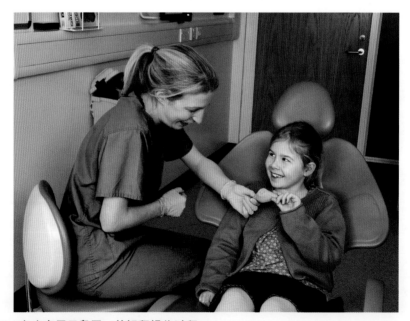

图 6.8 向患者展示鼻罩，并解释操作过程

鼓励患者试戴，以便选择合适的尺寸。告诉患者在镇静期间的积极感受并保证在治疗期间能够与口腔医生交流。

在镇静开始之前，将患者调整至仰卧位，这样利于操作并尽可能降低发生晕厥的风险。患者感到舒适后，吸入100%的氧气，儿童4L/min，成人6L/min。然后嘱患者戴上鼻罩，让患者感觉自己有控制权并参与整个过程。确保鼻罩很好地贴合，避免气体泄漏（图6.9）。

要求患者尽量合上嘴巴，缓慢而有规律地呼吸。通过观察储气囊的运动，询问患者是否感到舒适，调节流量，直到达到舒适的分钟通气量。

开始缓慢加入N_2O。通过将混合控制旋钮转到90%氧气处加入10%的N_2O。应告知患者头晕或头昏眼花是正常的，包括脚和手有温暖的刺痛感。他们也可能开始感到与周围环境有点脱离，并开始有听觉和视觉的变化。在这个阶段，通过不断的语言交流和鼓励来安慰患者是非常重要的，强调这种感觉将是积极和愉快的。保持这个流量1min，然后将N_2O的浓度再增加10%，达到20%（80%的氧气），持续1min。此后，N_2O的水平可以增加5%或10%，增加到30%（70%的氧气），剂量需根据患者的反应进行滴定。

如果需要进一步镇静，必须将N_2O以5%逐步增加，直至达到终点。

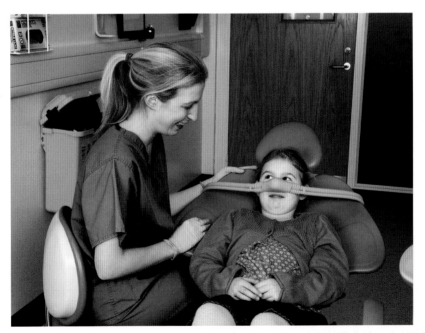

图6.9　鼻罩舒适的放置在患者的鼻子上。检查鼻罩周围是否有良好的密封，防止漏气

在整个滴定过程中，以讲故事或积极肯定的形式进行催眠暗示来分散患者注意力和使其放松。口腔医生语调平缓，小声与患者沟通。

达到合适的镇静程度表现在以下方面，患者全身放松，烦躁程度及言语减少，手指、脚趾可能还有嘴唇有刺痛感或感觉异常，对问题反应迟缓。当出现这些迹象时，应询问患者是否愿意开始治疗。积极的反应是达到滴定终点的良好征象。据报道，使用 N_2O 的平均浓度为 30%，浓度为 20%~40%，可能出现镇静和镇痛分离，失去意识或咽喉反射丧失的危险。

如果一段时间后患者变得焦躁不安或开始抱怨恶心、头晕，通常是 N_2O 水平过高出现过度镇静。按 5% 的梯度减少 N_2O 浓度，安慰患者并保持更适当的镇静水平，直到操作完成。如果任何时候患者变得呆滞，对询问没有反应，他（或她）可能正在进入麻醉的早期阶段，应立即降低 N_2O 浓度，并吸入 100% 的氧气。

一旦达到适当的镇静水平，可以开始局部麻醉。N_2O 的镇痛作用可以减少局部麻醉注射的不适感，但使用表面麻醉也是不错的选择。在整个操作期间应继续使用 N_2O 和氧气，并不断给予安慰和鼓励。在治疗过程中，镇静程度可能略有下降，因为可能存在一定程度的口呼吸导致气体混合物被稀释。可通过鼓励患者经鼻呼吸或暂时停止口腔治疗，要求患者合上嘴巴进行几分钟的鼻式呼吸来纠正。在常规治疗过程中避免使用开口器来保持患者嘴巴张开，因为患者不能保持张口是镇静过深的一个迹象。

监　护

在整个 N_2O 镇静期间有必要监测患者的临床表现。建议临床监测呼吸频率和深度、脉搏、肤色、镇静水平和反应。对于健康患者，除了临床观察，没有必要进行电子监测。对于有疾病史患者，特别是心功能不全患者，进行脉搏氧和血压监测十分必要。正常情况下需让监测处于备用状态，防止出现并发症。

恢　复

口腔治疗完成时，停止 N_2O 并吸入 100% 氧气至少 3min，直到感觉镇静作用消失。这样做的主要目的是防止出现"弥散性缺氧"，这是由于 N_2O 快速从肺泡膜排出而没有新鲜气体进入所致。这会稀释肺泡供氧的百分比高达 50%，但是严重且危及生命的弥散性缺氧发生风险非常低。给予 100% 的氧气可以抵消弥散性缺氧所引发潜在的去氧饱和。最后，嘱患者摘除鼻罩并慢慢地恢复到直立体位。

离　院

通常 10~15min 后，患者就可以离院了。口腔医生应该检查患者是否思维清晰，站立是否稳定，是否能独立行走。患儿在成人监护下离院，并给予术后书面说明（图 6.10）。成人在口腔医生确认其可以离院后，可独自回家。

镇静的记录

吸入镇静操作过程必须在患者的档案中有完整的记录，并应包括氧气和 N_2O 的百分比、气体的流速、患者对操作的配合程度以及在离院前给予 100% 氧气。记录单如图 6.11 所示。

吸入镇静的安全性和并发症

N_2O 和氧气吸入镇静具有良好的安全记录。到目前为止，在英国还没有因这种镇静方式引起严重疾病或死亡的病例记录。若口腔医生经过充分的培训，采用具有安全功能的设备，对患者进行仔细的评估，在这种情况下，吸入镇静是一种十分安全有效的技术。

吸入镇静的主要并发症可分为急性和慢性并发症。

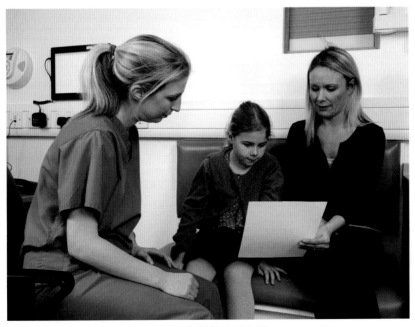

图 6.10　治疗后口头和书面说明告知患者及其陪同人员

药物管理			
N$_2$O（%）			
氧气（%）			
总气体流量（L/min）			
监测记录			
临床监测	镇静前	镇静中	恢复/离院前
呼吸频率			
脉搏			
反应水平			
电子监测（如使用）			
血氧饱和度			
血压			
操作细节			
配合			
口腔治疗进程			
并发症（镇静或术前）			
恢复和离院			
离院评估			
给家长/患者书面说明			
医生同意离院			
准许离院医生-护士姓名			
离院时间			
医生签名			

图 6.11　吸入镇静治疗记录表

急性并发症

急性并发症与患者有关，包括：

- 过度镇静
- 弥散性缺氧
- 对 N$_2$O 高度敏感
- 急症（见第 8 章）

慢性作用

慢性作用与口腔医护人员长期接触 N$_2$O 有关，已在第 4 章中讨论过。现有数据不支持接触微量 N$_2$O 与生化改变有关的观点。尽管目前还没有明确的因果关系，但应尽可能减少在这种气体中的暴露。

减少 N_2O 污染：为了在口腔操作中将 N_2O 污染降至最低，建议如下：

• 主动清除——在英国，对提供 N_2O 吸入镇静有主动清除气体的法定要求。主动清洁呼吸系统是在鼻罩处的空气流速为 45L/min，通过在呼吸回路的呼气端采用低功率吸引来排出废气。

• 被动清除——进一步降低微量 N_2O 的方法包括打开窗户或门，使用通风风扇。

• 正确的操作——选择密封良好的鼻罩，尽量减少患者在治疗期间说话。

法律要求口腔医生遵守健康和安全条例。应采取一切措施，尽量减少工作人员非必要的接触 N_2O。不允许孕妇和备孕女性在使用 N_2O 的环境中工作。迫切需要制定 N_2O/O_2 吸入镇静的安全使用的临床协议。

当采取了所有的预防措施和所需的技巧时，吸入镇静是一种经过临床检验的技术，且大多数患者认为其对于轻度焦虑有帮助。吸入镇静在儿童中更受欢迎，与口服镇静剂一样，它为大多数患者提供了一种安全舒适的镇静方法。

（张亚秋 译；张 惠 审）

拓展阅读

Blain KM, Hill FJ, 1998. The use of inhalation sedation and local anaesthesia as an alternative to general anaesthesia for extractions in children. British Dental Journal, 184(12), 608–611.

Clark M, Brunick A, 2007. Handbook of Nitrous Oxide and Oxygen Sedation. St Louis, Mosby.

Donaldson D, Meechan JG, 1995. The hazards of chronic exposure to nitrous oxide: an update. British Dental Journal, 178(3): 95–100.

Gilchrist F, Whitters CJ, Cairns AM, et al, 1997. Exposure to nitrous oxide in a paediatric dental unit. International Journal of Paediatric Dentistry, 17(2): 116–122.

Girdler NM, Sterling PA, 1998. Investigation of nitrous oxide pollution arising from inhalational sedation for extraction of teeth in child patients. International Journal of Paediatric Dentistry, 8(2): 93–102.

Health and Safety Commission, 1995. Anaesthetic Agents: Controlling Exposure under COSHH. London: HMSO.

Lockwood AJ, Yang YF, 2008. Nitrous oxide inhalation anaesthesia in the presence of intraocular gas can cause irreversible blindness. British Dental Journal, 204(5): 247–248.

Wilson KE, 2013. Overview of paediatric dental sedation: 2. Nitrous oxide/oxygen inhalation sedation. Dental Update, 40: 822–829.

7 静脉镇静的原理与实践

引　言

　　大多数成人口腔患者清醒镇静选择静脉镇静。镇静药通过静脉注射途径给药，产生可预测且可靠的药理作用。静脉镇静比吸入或口服镇静更有效。它起效更快，特别适用于焦虑或恐惧的口腔患者和复杂的外科操作。与吸入镇静通过心理药理学作用起效不同，静脉药物是产生真正的药理学镇静作用。

　　静脉镇静有技术敏感性，需要能够进行静脉置针，这项技术较难掌握。除此，口腔医生还必须能够确定镇静是否适当及给药终点。镇静水平应足以使患者接受口腔操作而不出现过度镇静。

　　本章为临床实践操作提供理论依据，以确保静注咪达唑仑的安全性。操作医师需要完成实践培训并达到要求，才能将这些技术用于患者。

静脉镇静

静脉镇静的适应证和禁忌证

适应证

- 中度到重度牙科焦虑
- 创伤性外科操作
- 咽部反射敏感
- 轻微的身体疾病，可能因口腔治疗压力而加重，如轻度高血压或哮喘
- 轻度智力或身体残疾，如轻度学习障碍、脑瘫

　　静脉镇静在严重全身性疾病或中度至重度残疾患者的治疗中具有重要作用，特别是无法进行全身麻醉的情况下。然而，这些患者确实存在很大的风险，静脉镇静应该只在专科医院中进行。

禁忌证

- 苯二氮䓬类药物过敏史
- 肾或肝功能受损
- 妊娠和哺乳

· 严重精神疾病

· 药物依赖

其他注意事项

对于因严重针头恐惧而不能接受注射给药的患者，吸入、口服或鼻腔给药镇静是可接受的替代方法。对于这些患者，必要时需要结合两种技术。可先使用吸入镇静（或者甚至使用催眠），使患者充分放松，以便进行静脉穿刺；静脉通道建好后，可关闭吸入镇静，然后使用静脉镇静。

静脉血管难找会限制静脉镇静技术的运用。这种情况包括皮下脂肪过多、静脉不可见的患者，以及因静脉脆弱而导致穿刺过程中易受损的老年患者。

对于儿童（16 岁以下）应谨慎使用静脉镇静剂。不仅因为孩子们不喜欢打针，还因为静脉镇静剂有不可预知的效果。儿童可能丧失控制力，变得不合作，这种情形下如果出现并发症，会导致情况迅速恶化。即便轻微的过度镇静也会导致严重的呼吸抑制和气道梗阻。12~16 岁儿童的静脉镇静应由具有儿科镇静经验的医生实施。

静脉镇静药物选择

静脉镇静药物不仅应该能抑制中枢神经系统产生清醒镇静，而且还应具有足够大的安全范围，避免出现意外的意识丧失。

现代静脉镇静技术几乎完全依赖于苯二氮䓬类药物。虽然咪达唑仑和地西泮都适合静脉镇静，但是咪达唑仑的药代动力学使其成为口腔镇静的首选药物，也是英国推荐的首选药物。咪达唑仑有不同浓度包装：5mL 安瓿，5mg/5mL；5mL 安瓿，2mg/mL；2mL 安瓿，5mg/mL。5mg/5mL 的配方常应用于口腔镇静中，因为它浓度低，使用更安全。其他静脉注射制剂可由经过适当培训的人员在专业机构中应用。丙泊酚是一种通过持续输注或患者自控给药的短效麻醉药，具有极快的恢复期，有利于门诊患者。丙泊酚在英国允许作为麻醉药物使用，但是尚未得到口腔镇静的使用许可。因此，该药物应该只有经过口腔镇静训练的麻醉医生使用。

静脉注射咪达唑仑的临床效果

· 给药后出现 20~30min 急性脱离（对周围环境缺乏意识），然后会放松一段时间，可能会持续一个小时或更长时间。

- 顺行性遗忘，即给药后记忆丧失
- 肌肉松弛（适用于脑瘫患者）
- 抗惊厥作用
- 轻微的心血管和呼吸抑制

静脉注射咪达唑仑的优缺点

优　点

- 镇静终点和意识丧失之间有相当大的安全范围（虽然在中等剂量过量的情况下很容易诱发睡眠）。
- 在药理学上而非心理学上达到了令人满意的镇静水平。
- 在合理时间内恢复正常，患者通常可以在完成治疗后两小时内离院回家。

缺　点

- 可能会改变患者对疼痛的感知和反应，但不会产生任何临床上有效的镇痛作用。
- 注射后短时间内，喉反射可能会受影响。剂量过大可能导致严重的呼吸抑制，特别是有呼吸障碍的患者或服用其他抑制剂（如酒精）的患者。
- 静脉注射过快也可能导致严重的呼吸抑制，甚至窒息。
- 偶尔产生去抑制效应，使患者变得更加焦虑和难以控制而不是放松。

静脉镇静方案

在进行静脉镇静下口腔操作之前，制定方案很有必要。第 3 章已经讨论了镇静患者的选择和评估。以下章节将详细说明安全有效地实施静脉镇静所需的人员和设备。

人　员

只有经过适当培训口腔医生才能实施镇静。在英国，这意味着口腔医生应该接受相关的毕业后培训。这包括提供清醒镇静技术教学和临床培训。接受过适当培训的口腔医生可以实施镇静并同时进行口腔治疗。口腔医生必须有口腔护士或在清醒镇静领域受过适当培训其他人员的协助。他们必须了解正在使用的镇静药物和专业设备，能够监测患者的临床状况，了解血压和氧饱和度读数的相关知识。所有工作人员都必须接受培训，以便在紧急情况下提供帮助。口腔护士必须接受镇静和心肺复苏技术方面的专门培训，因为这并不是口腔护士核心培训的一部分。在英国，口腔助手培训的金标准是口腔镇静护理证书。

设备和场所

口腔操作：需要评估口腔操作是否适合使用镇静。需要为患者、工作人员和紧急情况管理提供方便的通道和空间。应将镇静药和其他药物存放在上锁的药柜中。口腔治疗椅必须具有快速倾斜系统，以便在紧急情况下患者可以快速仰卧。应该有一个大容量的吸引器（紧急备用），可以用来清除口咽异物。

监测设备：在镇静过程中，必须监测患者的临床情况。需要以下设备。

• 脉搏血氧仪：在整个镇静过程中，必须连续测量血氧饱和度和心率。

• 手动或自动血压计：用于监测镇静前的基线、镇静期间及患者离院前血压。

应急设备和药品：必须配备适当的应急设备和药品（详见第 8 章）。可提供额外氧气的设施包括气管导管或面罩以及提供正压通气的附加装置等尤为重要。镇静所需的应急设备与任何口腔操作实践中所需设备相同；进行苯二氮䓬镇静所需的唯一额外药物是拮抗剂氟马西尼，装于 500μg 的安瓿中。

恢复设施：理想情况下，应该有一个单独的恢复区，患者镇静后可以安静地、单独地休息。恢复区域提供脉搏血氧仪和血压监测仪以及氧气和吸引装置。另一种情况是让患者在牙椅上恢复，但这可能会占用牙椅数小时，在繁忙的口腔诊所中不太可能实现。

特定的镇静设备：为进行静脉镇静需要以下设备（图 7.1）。

• 2 个一次性 5mL 注射器

• 2 个 21 号注射针头（推荐钝头）

• 止血带

• 消毒湿巾

• 胶带（或专用敷料）

• 22 号安全留置针

留置针中的套管在肢体移动时不易脱落或堵塞，安全性高。图 7.1 为静脉注射镇静剂所需的设备。22 号安全留置针是静脉镇静的理想尺寸。既保证给药量适中，又因针头细，不会在置入时造成过多的不适。

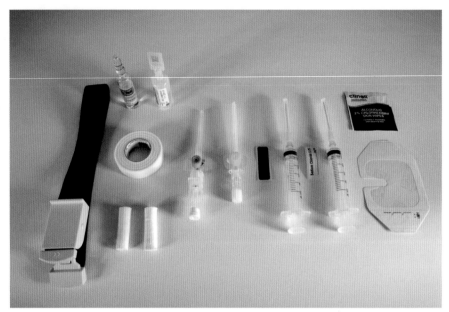

图 7.1　静脉注射镇静剂所需的药品和耗材

静脉镇静技术

操作前核查

　　如第 3 章所述，计划静脉镇静的患者应进行完善的术前评估。在每次镇静治疗开始前，应核查是否有合适的人员和设备。操作前核查表（图 7.2）有助于确保在操作开始前，安全实施镇静所需要的所有必要设施到位。

　　勾选清单上的每一项。设备不仅要可用，而且要处于良好的工作状态。确保气瓶，尤其是氧气瓶中有足够气体。应检查所有药物，确保其在有效期内。应准备好治疗所需的所有设备并将其放在患者视线之外。

　　将患者带到手术室之前，需确认以下信息：

- 有合适的陪同人员在场
- 合适的回家交通工具（汽车 / 出租车）
- 获得知情同意
- 最新病史
- 已常规服药
- 最后一次用餐和饮酒时间（最短禁食时间 2h）
- 是否饮酒（如果在过去 24h 内饮酒，则治疗应该推迟）

静脉镇静治疗记录	在下列方格内贴上患者识别标签或填写详细资料。	

姓	病例 ID 号
名	性别：男 / 女
地址	
邮政编码	

医师 – 镇静医师	
– 操作医师	
第一助手	
第二助手	

镇静前核查表

1. 人员核查：	
配合助手是否经验充足?	
有额外的医生 / 护士可以求助?	
医生 / 助手了解急救流程吗?	
2. 应急监护设备核查	
了解急救设备位置	
氧源 – 应急 / 常规	
吸引 – 固定 / 移动 – 备用	
正压通气气囊	
血压计 – 手动 / 自动	
脉搏血氧仪	
ECG/ 除颤仪	
急救药品 – 氟马西尼	
3. 镇静相关设备核查	
咪达唑仑，氯化钠（药品，过期日期）	
22 号留置针，5mL 注射器，绿色针头，标签（×2）	
止血带、酒精湿巾、微孔胶带、秒表	
4. 患者核查	
患者及家属了解治疗及操作计划	
签署知情同意书	
病史核查	
常规药物使用情况	
最后进食 / 进饮时间 / 饮酒（空腹 – 葡萄糖）（酒精 – 推迟治疗）	
陪人及交通工具	

图 7.2　静脉镇静前核查表，包括急救设备、静脉镇静设备和患者详细信息

- 过去48h内未使用毒品

- 育龄女性未怀孕

患者被护送到手术室，并坐在牙椅上。为减少焦虑患者因等待而愈发恐惧，尽可能减少等待时间。应向患者再次简要地解释在该次就诊中进行镇静和口腔治疗流程。在开始任何操作之前，应先测量血压，并在患者的手指或耳垂上安装脉搏血氧仪探头。患者坐好后，调整椅子至倾斜位，为静脉穿刺做准备。

静脉穿刺和静脉置针

建立安全的静脉通路对静脉镇静的成功至关重要。在镇静和恢复期间，静脉留置针均需要保持在位，切勿在给药后即刻将留置针拔除。静脉通路不仅用于给予镇静药，而且可在紧急情况下给予拮抗剂或其他急救药物。在治疗过程中，任何时候都可能发生异常情况，因此一旦建立了静脉通路，应保持留置针完好，直到患者出院。

聚四氟乙烯材料的留置针对静脉的刺激性最小，且因其低黏性表面，短时间内很少阻塞。它可以随肢体运动而弯曲，一旦固定，很少发生移位。

口腔镇静的静脉通路穿刺位点有两个：手背和肘窝。

手背：手背静脉网络流入前臂的头静脉和基底静脉（图7.3，图2.5）。这些静脉是建立静脉通路的首选，因为在大多数患者中，它们位置浅表、清晰可见，下面的手部骨骼稳定且远离重要结构。

手背静脉的缺点是在皮肤没被绷紧的情况下，置针时容易移动。天气寒

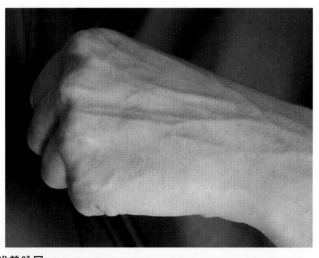

图7.3　手背浅静脉网

冷或焦虑会影响手背静脉。在静脉穿刺前用温水加热手可缓解血管收缩。手背穿刺时会有些疼，可考虑在皮肤表面使用表面麻醉药，尤其是对于害怕穿刺的患者。

肘窝：静脉通路的第二个选择是肘窝的大静脉（第 2 章，图 2.6）。

前臂的两个主要静脉——头静脉和基底静脉分别通过肘窝的外侧和内侧。另一条静脉（中间静脉）起源于前臂的深层组织，并在肘窝处分叉，与头静脉和基底静脉汇合。这些静脉中的任何一根都可以用来建立静脉通路。肱动脉和正中神经也穿过肘窝内侧，在二头肌腱（腱膜）的内侧，值得关注。理想情况下，静脉穿刺和置针应在肘窝侧面，避免损伤重要结构。

肘窝静脉的优势在于静脉粗且皮肤紧绷。即便看不见也可以摸到。肘窝的主要缺点与重要结构距离近且肘关节易动，可使用臂板进行固定。

如果手背或肘窝无合适静脉，就需要更有经验医生来操作。可以使用桡动脉外侧的静脉或足部大隐静脉。

静脉穿刺和置针成功的关键在于挑选合适的穿刺点和熟练的技术。许多口腔医生认为静脉穿刺是镇静技术中最难掌握的部分。对于无法忍受多次穿刺失败的焦虑症患者，医生可先在假臂或同事身上进行穿刺练习。

置针过程

1）尽可能让患者平卧，最大限度减少静脉穿刺时发生血管迷走神经性晕厥，并增加静脉回流。

2）选择合适的静脉，并在该部位上方 10cm 处放置止血带。1~2min 后，静脉开始充盈，可以通过反复握紧拳头来加速血液泵入闭塞的静脉。轻轻拍打静脉表面皮肤，往往有助于静脉充盈。将肢体降低到心脏以下也会增加静脉充盈。

静脉难找时，可借助血压计袖带，将其充气到舒张压和收缩压中间值，可获得更好的充盈。皮肤上放置热毛巾也可以促进血管扩张。充分的静脉准备是静脉穿刺成功的关键，只有当静脉足够充盈时才能尝试穿刺。

3）使用适当的湿巾清洁皮肤。然后绷紧皮肤，以 10°~15° 的角度穿刺（图 7.4）。

穿过皮肤进入静脉大约 1cm 的距离。少量的血液回流表明留置针已进入静脉中（图 7.5）。

如果没有看到回流，针仍在皮下组织中，需要小心向前推进或向外穿过静脉壁。一旦血液出现回流，将针的套管部分推入血管，保持针芯不动。最好向前推动套管，而不是向后移动针头，以避免穿刺到静脉外（图7.6）。

4）将针芯完全取出，为了避免血液溅到患者身上，应在静脉近心端施加压力。

5）最后，使用非致敏性胶布或专用敷料将套管固定（图7.7）。

6）可以通过静脉注射2~3mL生理盐水来测试套管的位置正确和通畅程度（图7.8）。

如果套管位于静脉内，盐水很容易进入血管。相反，如果套管未在静脉中，盐水会聚集在皮下组织中，导致出现小肿块。如果发生这种情况，应将套管取出并重新穿刺。

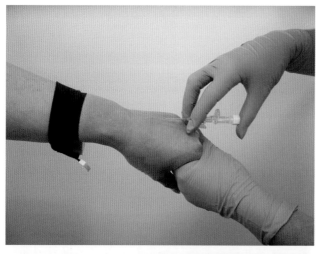

图7.4 留置针置入。将皮肤固定，留置针以10°~15°度角进入静脉

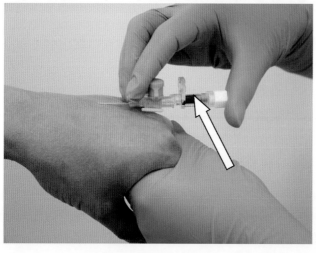

图7.5 少量血液回流证实留置针位于静脉内

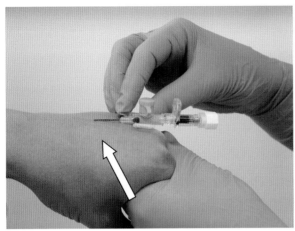

图 7.6 当拔出针头时，在套管内可以看到更多的血液回流

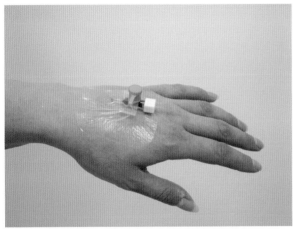

图 7.7 套管固定到位。可使用特殊的固定胶布或微孔胶带

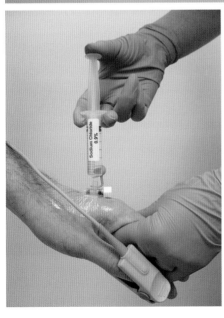

图 7.8 通过注入 2mL 生理盐水检查套管的位置

当套管位置正确时，注入生理盐水会有一过性冰凉感觉。如果患者主诉有痛感，必须停止注射。

镇静药物滴定法

将装有药物（5mg 咪达唑仑，5mL）的注射器连接到套管的输送口（图7.9）。

告知患者，在接下来的 10min 内，他们会开始感到放松和困倦。缓慢注射 1mg（1mL）咪达唑仑（超过 15s），然后暂停 1min。再给药 1mg，每次间隔 1min，直到合适的镇静水平。静脉注射的目的是根据患者的反应增加药物剂量。口腔医生应不断与患者交谈，同时仔细观察镇静效果及任何不良反应（尤其是呼吸抑制）。当明显出现几种特定的镇静表现时，达到镇静终点。这些症状包括：

1）说话含糊不清、语速慢；

2）举止轻松；

3）对命令反应迟缓；

4）愿意接受治疗；

5）Eve 征阳性；

6）Verill 征。

Eve 征是对运动协调性的测试。要求患者用手指触摸鼻尖。使用镇静药

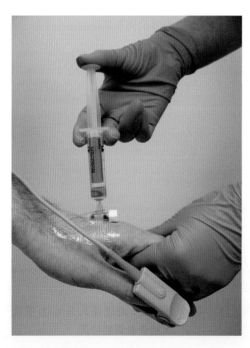

图 7.9 以 1mg/min 的速率滴定镇静药咪达唑仑

物的患者不能准确完成这个简单的任务，通常会碰到上唇（图 7.10）。

出现 Verill 征为上眼睑下垂至瞳孔的一半。这些镇静症状并不是唯一的，通常一个人只有两到三个镇静症状。然而，这些确实可作为评价镇静水平的客观指标。

清醒镇静的基本标准是患者可交流，并对医生的指令作出反应。镇静终点很难确定，通常取决于口腔医生识别能力及与患者之间的交流。在不同患者间，甚至在同一患者的不同治疗之间，产生足够镇静所需的剂量都有相当大的差异。恐惧程度、同时进行的药物治疗、前一晚的睡眠时间及在家中的压力程度等因素变化很大，以至于无法预测特定患者在特定时间所需的药物剂量。这就是为什么通过谨慎的滴定及识别特定的症状对安全实施镇静如此重要。如果药物剂量仅以体重为基础，许多患者会出现镇静过度或镇静不足。当判断患者镇静适当时，取下镇静药注射器，并用 2~3mL 生理盐水冲洗套管。采用标准化操作时可防止给药过量。

临床及电子监测

在镇静过程中，必须持续监测患者的情况。这部分涉及临床和电子监测技术的使用。

临床监测

- 患者气道通畅
- 呼吸模式

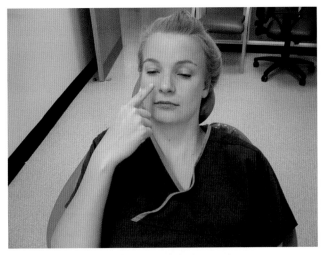

图 7.10　食指无法触及鼻尖表明运动失调，被称为 Eve 征

- 脉博
- 肤色
- 意识水平

电子监测
- 脉搏血氧测量
- 血压

脉搏血氧监测仪

脉搏血氧监测仪是一种通过连接在手指或耳垂上的探头测量患者动脉血氧饱和度和脉搏频率的技术（图 7.11）。在开始药物滴定之前以及整个治疗和恢复过程中，均应进行血氧监测。

血氧仪的工作原理是测量和比较动脉血液对两种不同波长的红光和红外光的吸收。血液的颜色随氧饱和度的变化而变化，从而影响吸收光谱。通过计算两种波长的相对吸收，血氧仪可以准确地计算氧饱和度。

氧饱和度降低的处理

氧饱和度是对呼吸和心血管功能的重要监测指标。接受镇静治疗的患者应始终保持氧饱和度在 90% 以上。如果饱和度低于这个水平，说明呼吸或心血管活动受到抑制，应及时查找原因并纠正。镇静过程中氧饱和度降低的最常见原因是轻微的呼吸抑制、屏气或镇静过度。通过让患者做几次深呼吸可

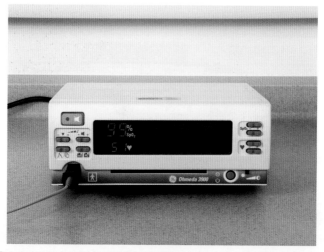

图 7.11　脉搏血氧仪通过手指或耳垂探头测量患者的动脉血氧饱和度和心率

解决。如果饱和度保持在90%以下,则应通过鼻导管吸氧2~4L/min(图7.12)。

如果患者的饱和度仍然没有上升,那么最可能的原因是镇静过度。在这种情况下,应使用氟马西尼逆转。

脉搏血氧仪本质上是一种早期预警装置。它可表明最初出现的问题,通过迅速的干预,可以在情况变得更严重之前得到纠正。脉搏血氧仪并不绝对可靠。过度运动、皮肤色素、指甲油和荧光或强光都会影响设备的正常运行。通过结合临床观察来确定是否异常。

脉搏血氧仪报警

脉搏血氧仪有一个声音报警装置,当饱和度或脉搏下降到特定阈值以下时被激活。对于常规静脉镇静,当饱和度下降到90%以下或脉搏低于50/min或高于140/min时应设置报警。心动过缓可能提示血管迷走神经性晕厥、迷走神经刺激或缺氧。心动过速通常由镇痛不足引起。出现任何超出可接受范围的数值时,应立即停止口腔治疗,迅速调查并及时纠正原因。

血压监测

建议在镇静期间监测血压。在静脉注射镇静剂前立即测量血压,以提供基线值,在镇静期间和患者离院前定时测量。大多数高血压患者在预约评估时都会被筛查出来并进行进一步检查。焦虑的口腔患者可能会出现血压升高,但如果血压过高(高于160/95mmHg),则应将镇静推迟。在整个治疗过程中,

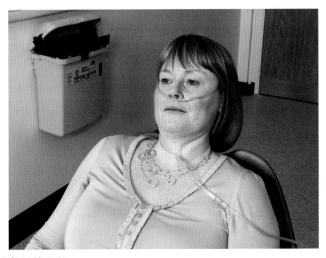

图 7.12　通过鼻氧管吸氧

应使用手动血压计或自动血压计按适当的间隔记录血压（图 7.13）。

对患者简单的临床观察也是重要的监测。

口腔治疗

一旦患者达到适当的镇静水平，就可以开始进行局麻和口腔操作。评估镇静滴定终点的一个简单方法是询问患者是否感到舒适。

单次给药后，通常有 30 ~ 40min 的操作时间，应计划在这段时间内完成治疗。镇静开始时，患者处于最佳镇静状态，最好在此时进行有创操作（如去骨和根管预备）。30~40min 后，镇静作用开始减弱，患者配合能力降低。此时应集中精力做一些简单的操作，如缝合或牙齿修复。

使用单一剂量的苯二氮草药物进行静脉镇静不会产生镇痛作用，因此在口腔治疗过程中提供有效的疼痛控制即局部麻醉至关重要。尽管镇静的患者对疼痛反应会减弱，但仍会有反应。镇静剂的肌肉松弛作用使患者在治疗过程中难以持续张嘴，可放置开口器。然而并不能因为开口器的存在而减少与患者沟通来确定患者的反应。

镇静期间，咽部反射及喉反射可能减弱，大吸力吸引器可防止气道梗阻。当需要将仪器或材料放入口内时，必须放置橡皮障或蝶形海绵，以防异物意外掉入气道。给镇静患者拔牙时要非常小心，通过大吸力吸引器防止牙冠、牙根或汞合金碎片进入咽部。

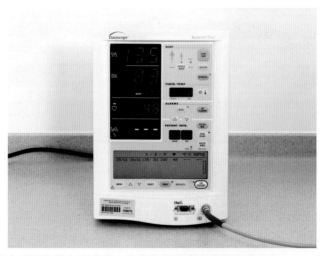

图 7.13　使用电子血压计在治疗前、治疗中和治疗后监测患者血压

恢 复

口腔治疗结束后几分钟，患者可缓慢站立。最好使用轮椅或手推车将他们转移到恢复区。在恢复区，患者应接受口腔医生或护理人员的监护（图7.14）。

自最后一次给药后至少一小时方可开始评估患者是否可以离院。离院标准包括：

- 能够独立沿直线行走
- 说话不再含糊不清
- 氧饱和度回到基线
- 血压恢复到接近基线
- 有合适的陪同人员在场

当口腔医生确定患者准备好离开时，将其交由陪同人员照顾，给予陪同人员术后护理口头和书面指导（图7.15）。

应提供以下建议：

- 在家里安静地休息一天

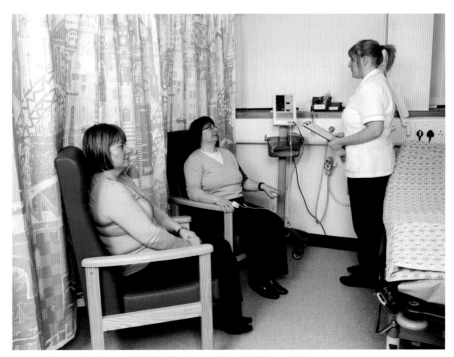

图 7.14　治疗后，患者被护送至恢复区，继续监测直至出院

镇静下治疗患者及陪人说明

患者在负责照顾陪人的监护下遵守以下说明

　　在镇静治疗后，您将离院并由陪人护送回家。在接下来的24小时之内，应减少活动，尽量在家休息。由于镇静效果需要一段时间才会消失，因此在今天接下来的时间内，您可能会感到昏昏欲睡、迷糊和健忘。手臂注射部位可能会瘀青。

　　遵守以下指示非常重要：

　　1. 陪人最好驾驶私家车而非公共交通送您回家并在接下来的24小时内照顾您

　　2. 镇静后24小时内不得驾车、操作任何机器或使用家用电器

　　3. 镇静后24小时内不得饮酒，工作，做任何重要的决定或签署任何法律文件

　　4. 平时服用的药物正常服用，除非医生告知不需服用

　　5. 如果您担心或有任何问题，请在8：00—17：00通过电话进行咨询

以上说明将助您安全恢复

图 7.15　离院前向患者及其护送人员提供术后书面说明

- 在接下来的24h里，他们应该避免：
- 开车
- 饮酒
- 操作机器或家用电器
- 签署法律文件
- 进行互联网交易

　　静脉留置针应保持在原位，直到患者离院。小心取下胶带或敷料，拔除套管针（图7.16）。用棉卷在静脉穿刺部位按压几分钟，防止形成血肿。如

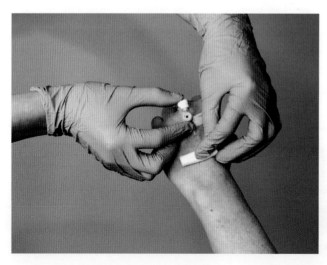

图 7.16　患者离院前拔除留置针

果拔针时出现明显出血，将手臂抬高两到三分钟也有助于止血。应告知患者，在治疗后的几天内扎针部位可能会有瘀青。

镇静记录

每次治疗都应体现在患者记录中。使用表格记录镇静详细信息（图7.17）。

给药前应记录以下内容：

- 操作医生及协助口腔护士
- 静脉注射药物
- 药品有效期和批号
- 第一次和最后一次给药时间
- 给药总剂量
- 静脉留置针型号
- 穿刺部位

每隔 5~10min 记录监测数据：

- 氧饱和度
- 血压
- 心率
- 呼吸频率

部分脉搏血氧仪会自动完成这项工作，并将结果打印。口腔治疗病历也应常规记录。

镇静结束时，应记录镇静水平、操作条件和出现的问题。这些信息有助于下次镇静治疗。

最后，应记录患者恢复和离院相关信息，包括：

- 血氧饱和度
- 血压
- 能够独立行走
- 有陪同人员
- 留置针拔除
- 给患者和陪人的术后说明

病历表应附在病历和知情同意书后面，保证医疗文书的完整性。该表应由口腔医生和配合护士签字。

操作记录

药物名称	有效期	批号	开始 / 结束时间	总剂量

静脉通路	位置			
	留置针			

监测记录

时间	氧饱和度	脉搏	呼吸频率	血压	诱导 / 治疗 / 恢复

恢复和离院	
陪人 / 护士陪同下恢复	
评估适合离院	
陪人 / 患者书面术后说明	
拔掉留置针	
医生准许离院	
准许离院—医生 　　　　—护士	
离院时间	

医生签名	

图 7.17　在整个治疗过程中对患者进行监测，并在镇静治疗表上输入所有信息

静脉镇静并发症

第8章将全面讨论镇静的并发症。充分的准备有助于避免事件的发生，是减少并发症的关键。

对于经过精细化评估的患者来说，静脉镇静十分安全，但前提是口腔医生已经过适当的培训，同时医疗设备满足操作要求。在英国，与口腔静脉镇静相关的死亡率非常低。通过仔细筛选患者和采用合理的镇静技术，可以避免潜在的严重并发症，如药物相互作用、镇静过度、意识丧失和呼吸抑制。

静脉镇静可导致轻微的并发症，如留置针处血肿以及术后头晕、恶心和头痛等。

轻微并发症很难完全避免，而且在大多数情况下，人们相对容易接受。口腔医生有责任提示患者出现此类问题的可能性，并通过不断提高技术将并发症的风险降到最低。

（刘　冰　译；张　惠　审）

拓展阅读

Dickenson AJ, Avery BS, 1995. A survey of in-dwelling intravenous cannula use in general dental practice. British Dental Journal, 179(3): 89–92.

Hunter KM, Zacharias M, Parkinson R, Luyk NH, 1994. et al. Effect of flumazenil on the recovery from intravenous midazolam. New Zealand Dental Journal, 90(399): 9–12.

Intercollegiate Advisory Committee for Sedation in Dentistry, 2015. Standards for Conscious Sedation in the Provision of Dental Care. Edinburgh: RCS Publications.

Matsuki Y, Ichinohe T, Kaneko Y, 2007. Amnesia for electric dental pulp stimulation and picture recall test under different levels of propofol or midazolam sedation. Acta Anaesthesiologica Scandinavica, 51(1): 16–21.

Oei - Lim LB, Vermeulen Cranch DME, Bouvey - Berends ECM, 1991. Conscious sedation with propofol in dentistry. British Dental Journal, 170(9): 340–342.

Read - Ward G, 1990. Intravenous sedation in general dental practice: why oximetry? British Dental Journal, 168(9): 368–369.

8 并发症和紧急事件

引　言

口腔镇静的安全性较高。训练有素的口腔医生在先进的设施支持下，对经完善评估的患者实施静脉（IV）、吸入、鼻腔给药或口服镇静，不良事件的发生率非常低。然而，并发症可能而且确实会发生，因此对所有从事镇静治疗的口腔团队成员进行培训，并定期更新镇静相关并发症和紧急事件的管理措施至关重要。在进行镇静时，必须备有适当的应急设备和药物，以便在需要时立即使用。

为确保清醒镇静的安全，口腔医生及辅助人员必须具备适当的资格和经验。研究生强制性接受镇静培训。培训应涵盖清醒镇静的理论和实践，并提供手把手教学，这是最基本的要求。

根据定义，真正的紧急事件是在没有任何预警的情况下发生的，是无法预见的。它可以发生在任何时间，任何人身上，无论在家里，在工作，走在街上或在口腔治疗中。

许多镇静相关的并发症是可以预测的，因此，通过充分的准备和熟练的操作可避免紧急事件。仔细和全面的评估镇静患者怎样强调都不为过。必须个体化评估患者是否适合在镇静下治疗以及镇静的风险。如果病史显示存在潜在问题，应该从患者的内科医生或转诊的专科医生那里寻求专业的建议。不能因为草率的评估和准备不足而使患者处于危险之中。

严格遵守镇静原则可减少问题的发生。然而，即使进行了充分的镇静前准备，也拥有了娴熟的镇静技术，仍然可能出现并发症和紧急情况。本章将讨论实施镇静时所需的急救设备和药物、特定镇静相关问题的病因学、临床特点、处理方法及局部并发症的预防和治疗。

2013 年 7 月，复苏委员会（UK）发布了专门针对口腔科处理医疗紧急情况和复苏管理的指南。该文件指出：

在口腔操作中，紧急事件随时可能发生。如果你雇佣、管理或领导一个团队，你应该确保：

在计划进行治疗时，至少安排两个人可以处理医疗紧急情况。

所有的工作人员（不仅包括执业人员）都要知道当患者倒下或者出现其他医疗紧急情况时的任务分工。

所有可能参与处理紧急医疗事故的工作人员都要经过培训，随时准备处理这类紧急情况，并定期模拟紧急情况演练，以便各司其职。

本章将以成人患者为例，探讨一般医疗紧急事件和特定镇静相关紧急事件的管理。关于儿童的管理，读者可访问复苏委员会（UK）的网站和本国儿童药物剂量标准。

急救设备

英国复苏委员会建议：在口腔操作中，用于应对任何医疗紧急情况或心脏骤停的设备应该标准化。所有临床操作区域都应迅速获得复苏药物、气道管理设备和自动体外除颤器（AED）。工作人员必须熟悉其工作区域内所有复苏设备的位置。所需设备见表 8.1。

气道管理

独立的氧源

最重要的急救设备（或药品）是独立的氧源供应。应备一个满罐氧气瓶，CD 型号（460 升）、D 型号（340 升）或 E 型号（680 升），该氧源不依赖常规氧气供应，专门用于紧急情况。氧气瓶必须有减压阀、扳手、流量计、

表 8.1　提供清醒镇静所必需的应急设备

· 便携式氧气瓶 CD 型号带整体阀或 D 型号带减压阀和流量计

· 口咽通气道基本款（1、2、3、4 型号）

· 可以吸氧的便携面罩

· 带氧气罐和管道的自动充气袋及面罩装置（1 升大小的袋）

· 适合成人及儿童的各种面罩，可与充气袋配套使用

· 有合适的吸力和导管的便携式吸引器，例如杨氏吸引管（Yankauer）

· 一次性使用无菌注射器和针头

· 吸入支气管扩张剂

· 自动血糖测量仪

· 自动体外除颤仪

管道和接头。氧气瓶要易与面罩等连接。在镇静开始前,检查气瓶内的氧气压力,必要时打开气瓶,以便立即使用。E 尺寸的钢瓶应储存在便携式手推车上,以便随时使用。

气道辅助工具

可供选择的口咽通气道可用来维持无意识患者的气道通畅(图 8.1)。无意识患者气道阻塞最常见的原因是舌后坠。这一问题通常可以通过将患者置于侧卧位,提颏部或提下颌来缓解。

置入口咽通气道可辅助气道通畅。将它置于舌后部,防止舌后坠。空气可通过中空的气道腔自由进出。需要小心置入口咽通气道,以防止舌后坠。因此,可先将口咽通气道倒置放入硬腭的后面,然后再翻转至正确的方向。口咽通气道只能用于昏迷患者。一旦患者意识恢复,口腔通气道会因咽反射恢复而被舌抵出口外。

鼻咽通气道对半昏迷患者非常有用。可将其插入鼻道,以确保气道开放。通过测量患者尺寸来选择合适的通气道: 鼻孔到耳垂或下颌角的长度是选择型号的依据。通气道外部通过润滑剂润滑,使其更容易进入鼻腔。置入鼻咽通气道,直到喇叭口端贴近鼻孔(图 8.2)。

间歇正压装置

间歇正压供氧通气装置是一种必不可少的设备。它常常用于严重缺氧、呼吸暂停或呼吸停止的患者。最典型的设备是简易呼吸器,由一个带氧气连

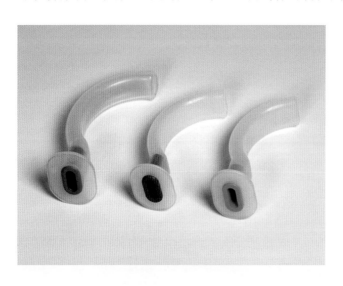

图 8.1　口咽通气道

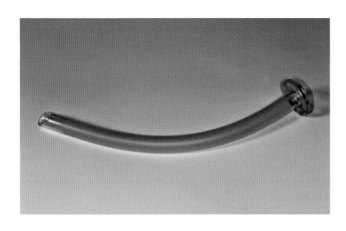

图 8.2　鼻咽通气道

接口的储气袋、气囊、单向阀和面罩组成（图 8.3）。

　　当连接到氧源时，通过气囊可以输送氧浓度约为 40% 的氧气。若在气囊上附加一个储气袋，就可获得浓度高达 80% 的氧气。简易呼吸器一般需要两个人来进行有效操作，一个人把面罩扣在患者面部保持良好的密封并支持气道，另一个人挤压气囊，让患者通气。也可以单手使用简易呼吸器，但相对来说难度较高。间歇正压通气装置的另一个设备是带有氧气连接口的口袋型面罩（图 8.4）。

　　口袋型面罩比简易呼吸器更易于单人操作，仅需要将口罩固定到位并维持气道即可。医务人员对着面罩吹气以实现通气。这种方法输送氧气的浓度低于简易呼吸器，但该设备更容易操作，可能比不恰当使用简易呼吸器更有效。

吸引设备

　　便携式吸引设备（最好完全独立于主吸引设备）应该保持随时可用的状

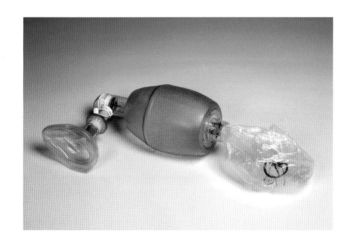

图 8.3　带储气袋的简易呼吸器

109

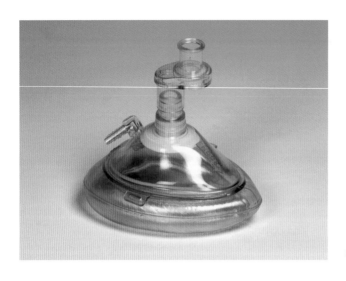

图 8.4 用于心肺复苏进行人工呼吸时的便携面罩

态。尽管镇静患者的喉反射是完整的，但他们的咽反射减弱，从口腔清除呕吐物或异物的能力也降低了。吸引设备应该是便携式的，这样就可以在恢复室或口腔诊所的任何地方使用。它也应该有独立的电源，以保证在停电的情况下仍能正常工作，也可准备不需要电源的手动吸引装置。

药品管理

表 8.2 列出了推荐的急救药物清单。口腔医生必须了解每种药物的适应证及其使用方法。如果不能正确使用每种药物，就失去了准备药品的意义。

在紧急情况下，应备有一系列一次性注射器（5mL 和 2mL）和针头（23G）用于肌内或静脉注射，还应准备静脉留置针（20G），以便在原镇静套管堵

表 8.2 急救药物、剂量及应用

· 氧气
· 肾上腺素注射液（1:1000，1mg/mL）
· 口服葡萄糖液 / 药片 / 凝胶 / 粉
· 胰高血糖素注射液 1mg
· 硝酸甘油喷雾剂（400μg/ 剂）
· 沙丁胺醇喷雾剂（100μg/ 揿）
· 阿司匹林分散片（300mg）
· 口服咪达唑仑（10mg/mL）
· 氟马西尼（500μg/5mL）

塞或移位时能够获得其他的静脉通路（图 8.5）。

氧 气

对于任何口腔诊所来说，最重要的"药物"是氧气。这是在紧急情况下首先需要提供的，也是在许多情况下需要的唯一药品。氧气在镇静中特别重要，因为几乎所有的镇静剂都会产生一定程度的呼吸抑制。空气中氧的正常浓度是 21%。通过鼻导管或面罩，吸入 100% 的氧气，可以显著提高吸入氧气的百分比，可弥补因轻度呼吸抑制而引起的轻微的氧饱和度降低。在几乎所有医疗紧急情况时，吸入纯氧也是必不可少的第一步。

肾上腺素

治疗速发型过敏反应需要肾上腺素的浓度为 1mg /1mL（稀释 1 / 1000）。肾上腺素可以通过肌肉注射，也可以通过皮下注射。在常规口腔治疗中，绝对不能通过静脉注射的方式给药。

葡萄糖或右旋糖

葡萄糖或右旋糖酐片或凝胶可用于早期低血糖发作的糖尿病患者。神志清醒的患者可含片剂或者把凝胶涂在口腔黏膜上。另外，也可以提供葡萄糖

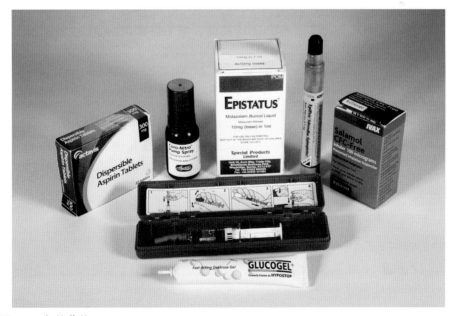

图 8.5　急救药物

饮料。然而，如果患者病情恶化，立即静脉注射葡萄糖或肌内注射 1mg 胰高血糖素（见下文）。

胰高血糖素

如果低血糖患者失去意识，则需要 1mg 胰高血糖素。它可以皮下、肌肉或静脉给予，也可通过静脉注射无菌葡萄糖或右旋糖（50mL 50% 溶液）。无菌葡萄糖或右旋糖虽然作用比胰高血糖素更快，但它的高黏度可能会使留置针堵塞。为便于管理也可以使用更易注射的 25% 稀释剂。

硝酸甘油

治疗心绞痛需要硝酸甘油片剂（0.3mg）或硝酸甘油喷雾剂（每次0.4mg）。片剂和喷雾剂均通过舌下给药以最大限度提高吸收速度。

阿司匹林

可溶性阿司匹林片（300mg）以备在发生心肌梗死时使用。阿司匹林可降低血小板黏附性，从而降低心肌梗死的发病率。有充分的证据表明，早期给药可改善心肌梗死的预后并降低死亡率。

沙丁胺醇

治疗哮喘急性发作应使用沙丁胺醇吸入剂（每揿0.1mg）或雾化沙丁胺醇喷雾剂（2.5mg）。

咪达唑仑

颊黏膜给予咪达唑仑（10mg, 1mL 或 10mg, 2mL）用于治疗癫痫持续状态。然而，对于任何已经接受咪达唑仑镇静的患者，注意不可药物过量。

氟马西尼

不论是否给予镇静，上述急救药物在口腔治疗中均应有准备。实施镇静治疗时，必须准备的唯一额外紧急用药是苯二氮䓬类拮抗药——氟马西尼（500mg/5mL）。除了氧气，这可能是处理因过度镇静而引起的紧急情况最有效的药物。即便如此，在出现任何问题时进行基本生命支持仍十分必要。

电除颤

英国复苏委员会建议所有临床区域都应配备自动体外除颤仪（AED）（图 8.6）。AED 将降低由室颤和无脉性室性心动过速引起的心脏骤停的死亡率。在适当的培训后口腔工作人员能够安全有效地使用 AED 尝试除颤。成人 AED 可安全用于 8 岁以上儿童。有些机器有儿科除颤电极板或一种可以减弱能量的模式，更适合 1~8 岁的儿童使用。

镇静相关紧急事件

患者在镇静下进行治疗有许多潜在风险。成功处理紧急事件的关键是早期识别和干预。当患者在镇静下接受治疗时，口腔医生和护士应注意以下事项：

- 气道的通畅
- 呼吸频率和深度
- 心率
- 动脉血氧饱和度
- 皮肤色泽
- 意识水平

必须进行严密的临床监测，并辅以脉搏氧饱和度监测。一旦出现任何问题，应立即停止口腔治疗，并严密观察患者的临床状态。

任何临床症状的显著改变，如呼吸频率或脉搏的降低，提示医生应立即

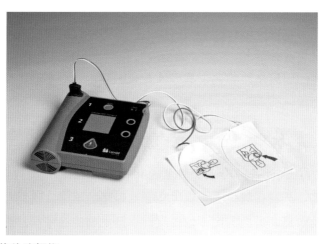

图 8.6　自动体外除颤仪

采取行动。例如，患者在镇静诱导过程中出现面色苍白和恶心，这可能表明即将发生血管迷走神经性晕厥。他们会失去意识，应迅速平卧。这不是镇静药物的作用（尽管与镇静药物的作用相类似），而是晕厥。通过监测可以提示医生注意到不良问题的早期迹象。医生若未能观察到或忽视早期迹象及延误治疗，患者可能会面临严重风险。

脉搏血氧计在对即将发生的问题提供早期预警方面非常有用。例如，通常在任何临床症状出现之前就出现氧饱和度的下降。如果治疗团队立即介入，那么可能通过简单的措施就得到纠正。轻微的氧饱和度降低可以通过让患者深呼吸或给予鼻导管吸氧来逆转。然而，如果未能及早干预，问题就会变得难以处理，甚至可能危及生命。

许多并发症和紧急事件都与镇静有关。口腔医生进行镇静时必须能够区分镇静相关的紧急情况及镇静患者自身出现的紧急情况。

焦虑相关问题：病情加剧

严重的焦虑也可能导致先前存在的疾病，如心绞痛、哮喘或癫痫加重。即使是那些病情得到很好控制的患者，在面对焦虑时，病情也会加剧。这类问题可能出现在镇静的任何阶段，应该使用标准的治疗方案，这将在本章接下来的部分讨论。对于大多数先前存在疾病的患者，应采取适当的预防措施，尽量减少病情加重的可能。

血管迷走神经性晕厥

接受镇静治疗的患者常常极度焦虑，很容易发生血管迷走神经性晕厥。通常发生在穿刺或镇静给药的早期阶段。在操作开始前让患者仰卧，可以在很大程度上避免这种情况。然而，如果患者确实出现面色苍白、发冷和恶心，那么最有可能的原因是血管迷走神经性晕厥。开始时心率会很快，随着意识消失，心率会减慢。

处 理

患者应立即平躺，抬高双腿，停止给药。如果患者失去意识，应保持呼吸道畅通，并通过面罩供氧。尽管患者可能由于镇静剂的作用而昏昏欲睡，但意识会迅速恢复。严重昏厥失去意识也会导致轻微的不适。这易与癫痫发作相混淆，癫痫发作是渐进性的而不像昏厥，一旦大脑的血液循环恢复，晕厥就会迅速停止。

呼吸抑制

苯二氮䓬类镇静药最可能出现的并发症是呼吸抑制。众所周知，所有苯二氮䓬类药物都会发生这种情况，但通常无任何临床症状，而且动脉血氧饱和度往往正常。然而，给药过快、过量或药物相互作用均会对呼吸系统产生显著的影响。此外，婴幼儿和老年人对静脉镇静剂的呼吸抑制作用特别敏感。认真选择患者，缓慢滴定给药，持续的临床和电子监测将把风险降到最低。

处　理

一旦出现呼吸抑制，应立即通过供氧及必要时提供辅助正压通气来纠正。如果氧饱和度下降，不能通过简单的措施恢复，可通过给予 200~500μg 氟马西尼来逆转。

气道梗阻－窒息

异物误吸引起的气道梗阻是镇静治疗的一个潜在风险。如果牙齿、银汞合金或根管锉掉到咽腔后部，由于镇静导致咽反射降低，患者可能很难将异物排出。使用橡皮障或蝶形海绵和强力吸引可避免这个问题。

处　理

如果患者有轻微气道梗阻的迹象，可鼓励他们咳嗽。通过清理气道，让患者正常呼吸。如果这种方法不成功，且出现了更严重的气道梗阻，施救者应该用手掌跟在肩胛骨之间进行五次背部冲击。鼓励患者向前倾使阻塞物从口中排出。如果不能清除气道梗阻，需要进行 5 次腹部冲击。医生站在患者身后，双手紧紧抱住患者的腰。对胸骨剑突下方腹部施加压力使膈肌上抬，呼出的气体会将异物排出。如果梗阻仍未清除，继续交替进行五次。腹部推压可能导致内伤或肋骨骨折，因此，在处理梗阻后，注意对患者进行检查。

低血压

由于交感神经活动减少，镇静药物会使患者血压有一定程度降低。在安全的临床范围内通常不需要干预。然而，如果患者服用过量镇静剂或从仰卧位起来速度过快，收缩压和（或）舒张压低于基线 15~20mmHg 时，就可能发生严重的低血压。

特　征

焦躁不安、定向障碍、面色苍白、寒战、皮肤湿冷、瞳孔散大。

处　理

镇静患者出现低血压应采取以下措施：

1）停止治疗，将患者置于仰卧位，抬高双脚；

2）启动基本生命支持（气道、呼吸、循环）；

3）给氧（3 L/min）；

4）针对性治疗。

• 如果使用了笑气镇静，则降低浓度；

• 如果静脉给予咪达唑仑，使用氟马西尼拮抗；

• 如果这些步骤不能改善低血压，快速静脉输液 250mL（5% 葡萄糖或生理盐水）给心血管系统提供足够液体量，促使血压升高；

• 呼叫急救人员。

药物相互作用

静脉注射镇静药物可能导致更迅速和更严重的药物反应及相互作用。过敏反应、药物特异反应和药物相互作用均可在静脉镇静时发生。在出现任何不适之前，停止使用镇静药物，以尽量减少并发症的发生并降低严重程度。药物相互作用的严重程度不同，管理起来也更困难。

处　理

一旦出现任何不良反应，应立即停止使用镇静剂，并应监测患者的临床状况。必要时应采取基本生命支持，并呼叫专家协助。真正的过敏反应可使用下一节描述的标准方案进行治疗。

意识丧失

根据定义，接受清醒镇静的患者不应该失去意识。然而，意识丧失有时确实是镇静的直接结果。通常是由于使用过量的镇静剂、药物特异反应或药物相互作用引起的。它也可能是由紧急情况引起，完全与镇静无关，如心脏骤停、糖尿病昏迷、肾上腺危象或中风。通过获得详细的用药史和缓慢而仔细地滴定与患者反应相关的镇静剂，可以避免出现与镇静相关的意识丧失。

处　理

如果患者出现过度镇静的迹象，并对指令没有反应，应给予吸氧。如果氧饱和度不能维持在一个令人满意的水平，则应通过氟马西尼来逆转。意识丧失患者应侧卧，保持气道畅通。立即寻求援助，并密切监测患者的心肺功能。

如果是过度镇静导致意识丧失，患者应在接受拮抗剂后 2~3min 内恢复意识。如果患者仍处于昏迷状态，则应怀疑是急症造成的，确定并使用标准方案进行管理。

提供镇静治疗的医生应具备立即处理与镇静有关的紧急情况的能力。如果担心患者的状况，应该立即拨打急救电话。

医疗紧急事件

医疗紧急事件在很大程度上是不可预测的，无论是否接受镇静，任何患者都可能发生。在镇静期间发生的医疗紧急情况需要提高警惕，很难将其与特定的镇静相关并发症区分开来。然而，无论是镇静或完全清醒的患者，出现特定医疗紧急情况时的临床特征和处理是相同的。每个医生都应该能够识别和处理医疗紧急情况。对镇静实施者来说，这是必须承担的医疗责任。

心脏骤停

最严重的医疗紧急情况是心脏骤停。出现这种情况的原因多种多样，包括缺氧、心肌梗死、过敏反应或严重低血压等。任何导致呼吸梗阻或呼吸暂停的状态都会造成呼吸停止，如果不处理，最终导致心脏骤停。按照图 8.7，可以很容易地记住处理心脏骤停的基本流程。胸外按压和人工呼吸的推荐比率为 30∶2。

一些关键因素决定了患者从心脏骤停中恢复的机会，通常被称为生存链（图 8.8）。如果患者心脏骤停发生后的几分钟内链条上的每一个环节都能得以实施，则有利于争取最佳生存机会。

成人最常见的心脏骤停类型是心室颤动，因此早期除颤（几分钟内）提供了最大的生存机会，一旦诊断为心脏骤停，必须立即呼叫救护车。

血管迷走性晕厥（晕倒）

口腔操作中最常见的晕厥原因是血管迷走神经性晕厥。焦虑、疼痛、低血压、疲劳和偶尔禁食均可引起。严重焦虑和恐惧的患者在进行镇静时尤其容易晕倒。血管迷走神经性晕厥是在诸如急性焦虑或疼痛等刺激产生躲避或逃跑反应时发生的。由于血管扩张，血液聚集在骨骼肌和腹部的肠系膜。在没有肢体运动的情况下，静脉回流减少，心输出量下降。最初，心率的增加

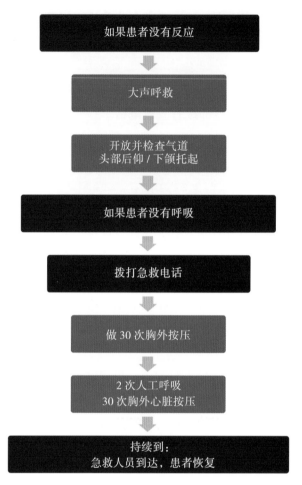

图 8.7　成人基本生命支持流程

可能会抵消这种影响，但如果静脉回流仍未恢复，则会出现迷走神经失代偿。这会导致心动过缓、脑血流减少和意识丧失。

在开始治疗前，尤其是静脉穿刺前使患者处于仰卧位可在很大程度上预防血管迷走神经性晕厥。如患者不能仰卧，必须密切观察血管迷走性晕厥的早期迹象。如果发生任何情况，患者必须立即仰卧。

特　征

脸色苍白、恶心、额头和上唇出汗、脉搏加快。

处　理

如果不立即干预，患者会很快失去意识，脉搏会变慢变弱。脉率可能下降到每分钟 30 次。如果治疗延迟，患者可能会出现发绀。血管迷走性晕厥

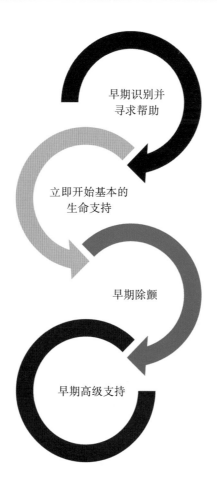

图 8.8　生存链

的处理包括：

•让患者仰卧并抬起双腿。孕妇应侧卧位，这样胎儿的重量不会压迫下腔静脉，从而进一步减少静脉回流

•用面罩维持气道及供氧（10~15L/min）

•患者可迅速恢复

•一旦意识恢复，抚慰患者，给患者服用葡萄糖饮料

•如果没有迅速恢复，应重新诊断，并维持气道和氧合

有时可能会将血管迷走性晕厥误认为是过度镇静。如果患者在镇静诱导或维持期间突然失去知觉，应高度怀疑发生了血管迷走神经性晕厥，并采取适当的治疗。

低血糖

低血糖是糖尿病昏迷最常见的原因，可发生在糖尿病患者身上。未进食、过度焦虑或感染均可引起。所有接受口腔治疗的糖尿病患者都应谨慎对待，医生应时刻警惕低血糖的发生。

特　征

易怒、易激惹，缺乏合作、皮肤湿冷、昏昏欲睡和失去方向感，即使脉搏快而有力，但仍逐渐失去意识。

管　理

• 如果患者意识清醒，应口服葡萄糖或葡萄糖饮料、药片或凝胶。

• 如果患者失去意识，静脉、肌内或皮下注射 1mg 胰高血糖素。如果患者已开通静脉通路，给予 50% 葡萄糖 50mL 或等量的葡萄糖。

• 维持气道和供氧（10~15L/min）。

• 如未迅速恢复，应该考虑把患者转到医院去。

糖尿病患者

如果接受静脉镇静的糖尿病患者失去意识，应如上文所述肌注胰高血糖素。如果是因低血糖导致，会很快恢复。

过敏反应

"过敏反应"一词通常用于由免疫球蛋白 E（IgE）介导的过敏反应；有时患者并不知道自己过敏。真正的过敏反应不是通过组胺释放介导的，尽管组胺水平升高是过敏反应的一个特征。在口腔操作中，最可能的原因是对抗生素过敏，特别是青霉素或其衍生物，中等程度的皮肤过敏反应更为常见。然而，过敏反应可由一系列抗原刺激引发，包括局麻药溶剂、静脉注射药物和乳胶手套等。

特　征

• 面部和颈部潮红、水肿

• 急性呼吸困难，伴有支气管痉挛和喘息

• 口腔和手指感觉异常

• 严重低血压

• 脉搏快速、微弱或触不到

• 苍白，发绀

• 失去意识

处　理

过敏反应必须立即处理。患者平躺，双腿抬高。肾上腺素 0.5mg（1/1000）肌内注射或皮下注射。维持气道通畅并供氧。如果支气管痉挛持续发生，应再注射 0.5mg 肾上腺素。立即呼叫专家紧急援助。

肾上腺危象

原发性或继发性肾上腺疾病（如艾迪生病）患者在应激状态下可发生肾上腺危象。一些权威人士认为长期服用高剂量类固醇的患者也存在风险。由于内心焦虑或恐惧而接受镇静的患者面临的风险更高。肾上腺危象的症状是面色苍白、脉搏快速微弱、低血压，最终失去意识。应立即让患者平躺，头低位。保持气道通畅，通过面罩给氧，并呼叫救护车。存在肾上腺危象风险的患者在镇静治疗前可使用类固醇，可将治疗期间发生肾上腺危象的风险降到最低。接受类固醇治疗的患者有更大的类固醇危象的风险，当有此类病史时应考虑这一点。强效皮肤制剂甚至类固醇吸入剂的使用经常被忽略，需要强调其潜在风险。

癫　痫

癫痫通常有两种类型：小发作和大发作。前者通常导致短暂的意识丧失，持续时间相对较短。真正的癫痫发作通常发生在药物控制不佳的患者身上。紧张、焦虑和饥饿均可引起发作，因此更可能发生在正在接受镇静治疗的患者身上。癫痫发作的症状是意识丧失、四肢僵硬、抽搐、有时失禁或发绀。随之而来的是缓慢的恢复和混乱。治疗的目的是保护患者免受伤害，并使其处于恢复状态。应维持气道通畅及供氧。如果癫痫持续发作时间超过 5min 或有明显的呼吸抑制迹象，通过颊黏膜给予 10mg（10mg/mL 或 10mg/2mL）咪达唑仑。从理论上讲，由于苯二氮䓬类药物的抗惊厥作用，苯二氮䓬类药物镇静时发作的发生率应较低。然而，也有一些报告在咪达唑仑镇静期间癫痫发作。因此，在考虑对有癫痫病史的患者镇静时应谨慎。因其他原因失去意识的患者也可能会发作，特别是那些晕倒而没有立即处于仰卧位的患者。

急性胸痛

急性胸痛通常由稳定型心绞痛引起，也应考虑急性冠状动脉综合征（不稳定型心绞痛或心肌梗死）的可能。

稳定型心绞痛是由冠状动脉狭窄引起的心肌缺血所致。在运动、紧张或高血压时，心脏的氧耗会增加，这些情况最有可能导致心绞痛发作。接受镇静治疗的牙科焦虑症患者风险更大。心绞痛发作的特征是严重的胸骨后疼痛，放射至左臂并呈现有规律的搏动。舌下给予硝酸甘油喷雾剂（0.4mg），维持气道通畅并供氧。如果在 3min 内没有缓解，应考虑不稳定心绞痛或心肌梗死的可能性。

不稳定型心绞痛是由动脉粥样硬化斑块的破裂和随后的血小板聚集引起的。这导致受影响的动脉发生不同程度的阻塞。心肌梗死时冠状动脉完全闭塞，导致突发性缺血，对部分心肌造成不可逆损伤。心肌梗死患者会出现剧烈的胸骨后压榨性疼痛，使用三硝酸甘油酯不会缓解。患者脸色苍白、发绀、气喘吁吁，可能会出现呕吐，脉搏微弱且无规则。让患者处于舒适体位来减轻疼痛，通常是坐姿。除非患者失去意识，否则不应让患者平躺，因为这会增加静脉回流而增加心输出量，从而对缺血心肌产生更多的负担。N_2O 50%和氧气（50%）（如果有的话）可用于缓解疼痛和焦虑。口服可溶性阿司匹林（300mg），并呼叫急救人员。必须密切监测患者病情，特别是心脏骤停，在这种情况下应开始心肺复苏。

哮　喘

哮喘是一种非常常见的疾病，其严重程度各不相同。哮喘急性发作可由焦虑、感染、运动或对过敏原或刺激物敏感而引起。哮喘发作最常见的症状是呼吸困难，呼气时伴有喘息。哮喘的另一种表现是持续咳嗽，并伴有进行性呼吸困难。在这两种情况下，治疗的主要方法是安抚患者，让他们保持最舒适的呼吸姿势。吸氧和使用沙丁胺醇吸入剂或喷雾剂。如果病情没有好转，或者病情发展为气喘状态，就应该立即呼叫急救人员。

脑血管意外

脑卒中是一个临床术语，指的是身体一侧全部或部分突感无力。它可能是原发性的（由脑出血、血栓形成或栓塞引起），也可能是继发性的（当原发疾病位于心脏或血管时）。患者常主诉突发头痛，可能有语言障碍（发音不清）或失语症（不能说话）。部分患者有一定程度的偏瘫［一侧脸和（或）身体部分或完全瘫痪］，并可能失去意识。应注意保持气道通畅及供氧，须监测呼吸并在呼吸停止时开始辅助通气，立即呼叫急救人员。

静脉镇静的局部并发症

静脉镇静可引起许多局部并发症。

静脉外注射

当套管没有穿透静脉腔或完全切断静脉时，就会发生这种情况。在这两种情况下，套管位于皮下组织。用生理盐水冲洗可以清楚地判断套管是否在静脉腔内。生理盐水淤积在皮下会出现肿块。如果发生这种情况，应将套管取出并重新进行穿刺。如果没有渗出的迹象，可使用镇静剂。如不慎将镇静剂沉积于皮下组织，应停止注射并按摩以分散药物。少量外溢的咪达唑仑可自由分散，不会引起残留。如外溢药物为安定，则可引起急性炎症反应，但通常不需要使用血管扩张剂。极少数情况下，如果过量液体进入皮下组织，会导致皮肤坏死。

动脉注射

这是静脉镇静少见的并发症。良好的静脉穿刺技术应避免置入动脉中。静脉的选择应远离重要的结构。手背是静脉穿刺的首选部位，因为该区域的所有动脉都位于腹侧。如需使用肘窝，应选择肱二头肌肌腱外侧浅静脉，避免肱动脉和正中神经。静脉穿刺前应触诊静脉，检查有无搏动。静脉穿刺时应观察回流血液的颜色，颜色鲜红表明穿入动脉。动脉穿刺是痛苦的，注射测试剂量的生理盐水将产生不适并放射到手臂。一旦发现误入动脉，必须立即终止操作。局部施压并抬高手臂，防止形成一个大血肿。

刺激性药物注射入动脉可能引起动脉痉挛。肱动脉痉挛情况危急，其特征是强烈的烧灼性疼痛沿手臂向下放射，皮肤变白，桡侧和尺侧脉搏减弱直到消失。如不迅速治疗，血液会凝固，导致血栓形成、缺血并最终出现坏疽。

治疗方法为保留留置针并给予普鲁卡因（1%）以促进血管扩张和局部镇痛。立即将患者转到医院，如果痉挛没有解决，可尝试外科操作、静脉给予肝素或交感神经阻滞。咪达唑仑对血管的刺激最小，如果注射到动脉中，不太可能造成任何严重问题。

术后血肿

良好的静脉穿刺技术对避免术后血肿和血栓性静脉炎至关重要。许多患者在置针部位出现血肿。娴熟的静脉穿刺技术和针拔除后对穿刺点按压可预防此类情况。技术不过关、留置针损坏、注射过快或使用刺激性镇静剂，都可能造成严重的静脉损伤和血栓性静脉炎。血栓性静脉炎的症状可在镇静治疗后数天至数周内出现。

患者通常会出现水肿、炎症和疼痛。静脉感染可能会出现皮肤坚硬并凸起。血栓性静脉炎通常在数周内自行好转。在此期间经常与患者沟通并给予其安慰，直到感染完全消除。

镇静和恢复期间的损伤

最后，镇静患者在镇静和恢复过程中必须得到适当地保护以避免受伤。尽管接受镇静患者是有意识的，但当他们面对有害刺激时，不太可能出现回避行为。在口腔操作期间，患者必须佩戴防护眼镜，以防止口腔器械或材料造成眼睛损伤。必须充分保护患者的四肢，使其免受支架等设备的损伤。所有电气设备必须接地，水雾不得与任何电源接触，否则有触电的危险。有氧气的地方不能使用明火以避免引起爆炸。

当患者被转移到恢复区时，必须观察患者，防止摔伤或被尖锐的物体击中。口腔治疗团队有责任确保镇静患者免受意外伤害。陪同人员也必须接受专业指导，负责患者从离开诊室到完全恢复期间的护理。

（冯彩华　孙　萌　译；刘　冰　审）

拓展阅读

British National Formulary. www.bnf.org (Accessed June 2017).

Malamed SF, 2000. Medical Emergencies in the Dental Office. St Louis, Mosby.

Resuscitation Council (UK) www.resus.org.uk (Accessed June 2017).

Resuscitation Council (UK), 2012. Emergency Treatment of Anaphylactic Reactions.

Guidelines for Healthcare Professionals. London: Resuscitation Council.

Resuscitation Council (UK), 2013. Quality Standards for Cardiopulmonary Resuscitation Practice and Training: Primary Dental Care Quality Standards. London: Resuscitation Council.

Resuscitation Council (UK), 2015. Guidelines for Adult Basic Life Support. London: Resuscitation Council.

特殊人群镇静及口腔保健

引　言

特殊人群口腔保健的广泛定义是为有缺陷或残疾的人群提供保健服务。因此，特殊人群口腔保健可被认为是：

改善社会中存在身体、感官、智力、精神、医学、情感、社交缺陷或残疾，或有多种因素并存的个体或群体的口腔健康（2007）。

世界卫生组织将残疾定义为一个涵盖功能障碍、活动受限和参与受限的概括性术语：

功能障碍是指机体结构或功能损伤；活动受限是指个体在执行指令或行动时受到限制；参与受限是指个体难以融入生活环境中……残疾是一种复杂的综合现象，反映一个人的身体特征和社会特征之间的相互作用（WHO，2008）。

在英国，约1100万成年人和77万名儿童存在广义上的残疾，相当于超过五分之一的成年人以及大约二十分之一的儿童。然而，许多人不认为自己有残疾，并且不去争取与残疾相关的福利或享受专属的服务。

残疾人群包括身体残疾者、轮椅使用者、盲人、聋人，精神疾病患者以及有健康问题的人群。虽然老年人比年轻人更有可能出现残疾，但流行趋势表明越来越多儿童有更多需求，如患自闭症或有心理健康问题的儿童。

为残疾人提供口腔保健往往既复杂又耗时。而且，对于一些有精神疾病和学习障碍的人来说，知情同意是额外的挑战。采取全面的措施进行口腔保健以满足这一人群的需求至关重要。

虽然有学习障碍和精神健康问题的人群享有和一般人群同等的健康和关爱的权利，但有证据表明，他们的总体健康状况和口腔健康状况较差，健康需求未得到满足且较少接受筛查；而口腔健康对个体生活质量的影响有重要意义。

这一人群口腔疾病的治疗多数是拔牙，而不是补牙、做固定冠或桥，特别是住在养老院的人群。为残疾人群提供身体保健存在难度。另一个重要障碍是某些医生的态度，他们往往消极对待。因此有必要培养口腔专业人员对待残疾人的积极心态，并增加对残疾人群和口腔护理相关知识的学习。

本章将探讨清醒镇静在残疾人口腔健康管理中的应用。

清醒镇静的应用

残疾人口腔健康问题被忽视的一些常见原因是：无法找到愿意提供治疗的医生，经济困难和交通不便，缺乏动力，以及最重要的是，这些患者内心的恐惧和行动障碍。

难以进行口腔治疗的原因可能在于：
- 缺少或完全缺乏合作
- 焦虑 / 恐惧
- 病情加剧
- 不自主运动

很多情况下，简单的处置会使治疗顺利进行。然而当这些方法失败时，清醒镇静可能为患者保健提供有效的替代方案并避免实施全身麻醉。

就选择管理方式来说，重点要考虑以下因素：
- 对保健 / 长期治疗的要求和需求
- 治疗操作简单
- 不同的管理决策，例如镇静、全身麻醉
- 患者利益最大化
- 患者的功能水平以及知情同意

治疗计划必须切合实际且最有利于患者。具体管理可能涉及：
- 监测下保守治疗
- 有或没有局部麻醉的简单治疗
- 清醒镇静及局部麻醉下的治疗
- 全身麻醉下的治疗

最终决定实施清醒镇静需包含以下条件：
- 与患者本人和（或）监护人协商
- 病史及健康评估
- 知情同意流程
- 最合适的治疗场所

在特殊口腔保健中实施清醒镇静将从以下几个方面介绍：

1. 提供清醒镇静的场所

2. 镇静技术

3. 患者人群

• 神经系统疾病

• 肌肉骨骼疾病

• 学习障碍

• 感觉障碍

• 心理健康问题

• 系统疾病（见第 3 章）

提供清醒镇静的场所

为保证清醒镇静安全有效，针对每个患者选择最合适的清醒镇静方式，并且由经过适当培训的医生在合适的环境下实施非常重要。口腔保健的清醒镇静可以在两种不同的环境中实施：

门诊

• 一般口腔诊所

• 社区口腔诊所

• 口腔医院

日间病房

• 由麻醉医生主导的日间病房

确定最适合的患者护理场所的主要标准是 ASA 分级。ASA Ⅰ级和Ⅱ级的患者通常可以在门诊进行静脉或吸入镇静。对于某些 ASA Ⅲ级的患者也可在门诊使用吸入镇静进行管理。

需要静脉镇静的 ASA Ⅲ级的患者应在备用设施充足、可持续进行复苏、麻醉医生主导的日间病房进行治疗（图 9.1）。患者很少需要住院，但不排除个别例外。

在为残障人士提供口腔保健时，医务人员必须能够完全胜任管理患者病情。通常口腔操作本身很简单，但由于残疾影响而变得复杂。为确保患者得到最有效护理，可将此类患者转诊至在特殊口腔保健领域有相应经验和知识的临床医生。

清醒镇静技术

标准清醒镇静技术均适用于特殊口腔保健领域；方式的选取根据患者的

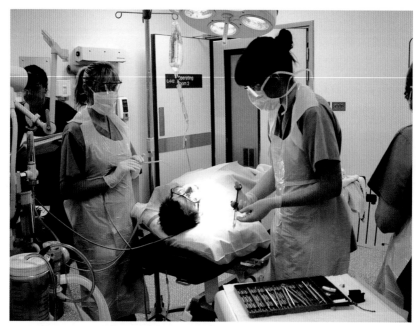

图 9.1　日间病房的患者通常在全麻下进行治疗

个体需要进行。评估阶段需要考虑的重要问题是：患者合作水平、理解能力、行动能力、气道控制能力和一般健康状况。

患者人群

神经系统疾病

无论是接受口腔保健服务还是进行口腔治疗，神经系统问题是患者接受治疗的主要障碍。能够接受治疗取决于患者能否坐在牙椅上，能否张开嘴，是否允许治疗操作进行。这对于那些身体活动受限或有肌肉不自主运动的人来说通常是不可能的。上述情况包括：

- 多发性硬化症
- 帕金森病
- 脑瘫
- 脑卒中
- 亨廷顿病

这些患者中的许多人也担心他们自身的残疾会对接受治疗产生影响。这些患者可以通过清醒镇静来辅助治疗。静脉使用咪达唑仑除了抗焦虑作用外，另一个主要的优势在于通过镇静可以使肌肉放松。

不自主运动是脑瘫、帕金森病、多发性硬化症和亨廷顿病的一个典型临床表现，将会极大地阻碍口腔操作。清醒镇静下肌肉松弛对患者和临床医生大有益处。需要重视的是：很多患者基于自身疾病可能存在吞咽功能障碍，清醒镇静下进行治疗应使患者保持半卧位。此外，必须有一个大功率的吸引装置以确保气道通畅。

除了这些疾病的主要神经学特征，一些患者还会存在其他问题：如学习障碍、痴呆以及其他相关状况。因此，在做出最恰当的管理策略之前，务必进行全面的医疗评估。

肌肉骨骼疾病

肌肉骨骼疾病是影响骨骼、关节、软骨、肌腱、韧带和肌肉的一系列疾病。病情的严重程度可以从轻微症状到很严重的致残影响。

坚持和接受口腔保健的主要阻碍是肢体活动不利，不能完成基本的口腔卫生护理，不能进行口腔治疗，不能舒适地坐在牙椅上，不能进行口腔操作。常见的疾病包括关节炎、强直性脊柱炎，以及先天性和遗传性疾病。

镇静药物的肌肉松弛和抗焦虑作用可以帮助减少肌肉痉挛，改善张口，普遍提升患者舒适度。

然而，很多时候由于手和手指关节炎患者的静脉通路建立困难，如果需要静脉镇静，必须确保临床医师 / 镇静医师具有管理此类患者的经验。

学习障碍

学习障碍一词可以定义为"未成年智力和社交功能障碍"。出现学习障碍的疾病包括：

- 自闭症
- 唐氏综合征
- 注意缺陷多动障碍（ADHD）
- 其他先天性或遗传性疾病

许多有学习障碍的患者可能同时有身体、感觉或其他医学相关的残疾。对学习障碍的人群提供口腔保健的关键在于患者的配合和理解能力。学习障碍的严重程度可分为轻度、中度或重度。这种分类与智力和 IQ 相关；智力较低的患者会有更严重的学习障碍。除了 IQ 和智力，了解一个人的残疾对他生活的影响也很重要。

清醒镇静可适用于那些轻度学习障碍的患者，虽然接受治疗有难度，但能够坐在牙椅上。患者必须具有一定程度的理解能力，以便他们了解镇静的益处。如果患者不能理解，会变得疑惑、精神错乱，从而导致焦虑及配合度差。

该类人群同样需要完整的既往史，以评估是否适于镇静和口腔治疗，并确保在最合适的环境下进行治疗。

感觉障碍

感觉障碍包括听力和视力障碍。这些缺陷本身很少会对口腔保健造成直接问题，但存在这种缺陷的患者可能会担心口腔治疗给他们带来的内在影响。

听力障碍的临床严重程度不等，从轻微损害到严重的听力丧失或耳聋，患者会用各种方式进行交流，比如说手语、唇语、助听器和肢体语言。

镇静患者会出现警觉性降低及交流受限，对于听力障碍患者来说，这种情况更加严重。因此，在开始治疗之前必须讨论完整的治疗计划、治疗方式和镇静效果。吸入镇静可能不适用于此类患者，因为该技术依赖于催眠暗示，这很难在听力障碍患者身上实现。

视力障碍可能不会有很多问题，但需要有良好的沟通技巧让患者知晓治疗的各个阶段。

心理健康问题

"心理健康问题"一词涵盖了影响个人日常生活能力的各种问题。心理健康问题可以影响任何人，无论年龄及背景，并且对家人、朋友和照顾者也会产生影响。平均每4人中有1人会在一年内经历某种心理健康问题。但是，其中只有相对较少的一部分人才会被诊断出患有严重且持久的疾病。心理健康问题可能是轻微的，导致短暂的悲伤情绪，又或者可能是更为严重的，直接影响个人处理日常生活的能力。

心理健康问题包括：

• 神经官能症

– 焦虑状态

– 抑郁症

– 强迫症（OCD）

– 创伤后应激障碍（PTSD）

• 精神障碍

– 双相情感障碍

– 精神性抑郁症

- 谵妄

- 痴呆

- 精神分裂症

- 药物滥用

• 心身疾病

• 厌食症和贪食症

• 人格障碍

有心理健康问题的患者会对口腔保健产生焦虑，这种焦虑会因他们的病情而加重。实施清醒镇静有助于缓解压力和焦虑情绪。对存在心理健康问题的患者实施镇静，受患者病情水平、可能服用的药物类型以及精神状态的影响。

患有轻度或控制良好的精神疾病患者（例如轻微的抑郁症或控制良好的精神分裂症），可从吸入或静脉镇静中获益。大多数情况下，这些患者可以在初级保健机构中接受治疗。

病情控制不佳或正在进行多种药物治疗会导致患者的理解和配合水平发生改变，在麻醉医师主导的日间病房可能更为适合。在日间病房管理此类患者需要长时间的密切监测。如有必要，可使用术前用药，协助患者配合镇静和后续的治疗。如果发生意外事件，要随时进行紧急处理。

治疗地点的选择取决于患者的 ASA 分级，即其残疾的严重程度以及任何合并的系统疾病。考虑药物相互作用亦很重要；许多治疗精神疾病的药物是中枢神经系统抑制剂，实施镇静时，与苯二氮䓬类药物联合使用可以产生协同效应。反之亦然，一些患者可能对镇静药物产生耐受，导致镇静无效。毒品使用者也存在类似的问题。

总 结

实施清醒镇静可以很大程度上保障残疾人群口腔治疗顺利进行。在合适的治疗机构为个体选择最简单且最安全的镇静方式。

对于此类患者群体，文献中已有很多镇静技术的报道，包括静脉注射、口服、经黏膜给药和吸入镇静。只有对患者的认知功能、配合能力、身体情况、病史和社会环境进行全面评估，医生才能做出最佳选择。

（李 慧 译；刘 冰 审）

参考文献

Gallagher JE, Fiske J, 2007. Special care dentistry; a professional challenge. British Dental Journal, 202: 619–629.

World Health Organization, 2008. Disabilities. Online at: www.who.int/topics/disabilities/en (accessed 15 August 2008).

拓展阅读

British Institute for Learning Disabilities. Online at: www.bild.org.uk (accessed 12 April 2017).

British Society for Disability and Oral Health, 2001. Clinical Guidelines and Integrated Care Pathways for the Oral Health Care of People with Learning Disabilities. Oxford: British Society for Disability and Oral Health.

Griffiths J, Boyle S, 2005. Holistic Oral Care. A Guide for Health Professionals. London: Stephen Hancocks Limited.

Joint Advisory Committee for Special Care Dentistry (2003) A Case for Need: Proposal for a Specialty in Special Care Dentistry. Oxford: British Society for Disability and Oral Health.

Lawton L, 2002. Providing dental care for special patients: tips for the general dentist. Journal of the American Dental Association, 133(12): 1666–1670.

Locker D, 1992. The burden of oral disorders in populations of older adults. Community Dental Health, 9(2): 109–124.

Manley MC, Ransford NJ, Lewis DA, et al, 2008. Retrospective audit of the efficacy and safety of the combined intranasal/intravenous sedation technique for the dental treatment of adults with learning disability. British Dental Journal, 205(2): E3; discussion 84–85. Epub 13 June 2008.

Manley MC, Skelly AM, Hamilton AG, 2000. Dental treatment for people with challenging behaviour: general anaesthesia or sedation? British Dental Journal, 188(7): 358–360.

Mental Health Foundation. Online at: www.mentalhealth.org.uk (accessed 12April 2017).

Prime Minister's Strategy Unit, 2005. Improving the Life Chances of Disabled People. Final Report. London, Strategy Unit Disability Team.

Tiller S, Wilson KI, Gallagher JE, 2001. Oral health status and dental service use of adults with learning disabilities living in residential institutions and in the community. Community Dental Health, 18(3): 167–171.

医疗－法律及伦理相关问题

引　言

本章介绍镇静和口腔操作相关的医学－法律及伦理问题。本章不可能完整地涵盖所有主题，为了获得更详细的信息，建议读者搜索医疗法律文献。现代临床实践必须关注医疗法律问题。实施镇静的医生必须充分了解与临床实践相关的医疗法律问题，基本原则将在下文中讨论。

英国的法律制度

英国主要有两种平行的法律制度——刑事诉讼制度和民事诉讼制度。

刑事诉讼制度

刑事案件通常在地方法院和皇家法院审理，关键问题为是否有罪。选择哪一级别的法院通常取决于指控的严重程度，起诉可以在下级法院开始，然后再转移到上级法院。

民事诉讼制度

民事诉讼制度涉及对人身或财产的损害，关键问题为是否应当给予赔偿。案件将由法官或司法常务官（初级法官）审理，无须陪审团出席。在民事制度中，小额索赔通常在英国郡法院审理，而高等法院和最高法院监督所有下级法院。

口腔医生可能面临着刑事或民事诉讼。英国境内法院及其工作方式各不相同，特别是在拥有自己司法系统的苏格兰。如前所述，主要区别在于犯罪是否成立。在刑事法庭中，犯罪的概念是绝对的；一个人要么有罪，要么无罪，将会受到相应的判决和惩罚。有一些因素可以考虑减轻处罚，但这些因素一般与犯罪环境有关，而非犯罪本身。

在民事法庭上，决策基于"盖然性权衡"，据此确定赔偿。刑事法院和民事法院都有上诉制度，由两个截然不同的法院组成，称为上诉法院。在任何一种情况下都无须传唤证人，提供法律证据证明判决认定事实错误。最后，针对上诉法院的判决可以向上议院提出上诉，这些上诉通常只允许在有争议的问题上提出。

建议医护人员了解法律的基本原则以及受到指控对他们的影响。患者和口腔医生双方都有一定的权利和责任。在其他国家，法律制度差异很大，不同的执法方式可能会对确定司法公正的方式产生深远的影响。

患者的权利和责任

所有患者的主要和基本权利首先是自主原则，其次是期望所提供的任何医疗或手术应优先保障患者健康。这意味着任何操作相关益处都应大于风险。在极端情况下，应让患者意识到干预或不干预的后果，例如可能挽救生命的手术死亡风险也高。这实质上是同意原则的基础，下面将对此进行更全面的解释。所有医务人员应始终将患者的利益放在第一位，而不让其受到个人偏好的影响（在肿瘤诊所，放射科医生和外科医生对癌症治疗的看法经常出现分歧且并不总是与临床实践相关，是缺乏这种意识的典型案例）。重要的是要考虑患者的期望，这将在下文中讨论。

患者的最佳利益

考虑镇静时，任何建议或拒绝镇静的决定都必须符合患者的最大利益。并不是每个患者都需要镇静，不需要镇静的患者则无须进行镇静操作。

专家建议

患者有权获得专家建议。由于口腔专业的特殊性质及其在法律上的受保护地位，必须为患者提供关于其所有疾病病症或治疗的适当、准确及最新的信息。从业者只有通过教育和自我提升才能跟上现代发展的步伐。如果口腔医生无法提供相关事项的详细资料，则应从第三方获得信息。

优质护理

结合以保障患者健康为首要任务的专家意见会自动出现第三方面的期望——获得优质护理。优质护理很难定义，但很容易理解。这是一种既有效又持久的治疗预期。毫无疑问，在英国进行的大多数口腔治疗都符合上述标准，但有时并非如此。有时可能是由于处理不当或材料不合格，有时是由于错误造成的。

法律并不否认错误发生的可能性，但希望错误能得到纠正，患者也需要在这方面得到法律支持。"错误"及其是否严重到被认为是疏忽大意是不同的问题。法律首先要回答，从业者在事故发生时是否使用了合理的操作，其次是否有纠正错误的机会。许多案件因存在是否纠正错误机会这一问题而败诉。

如有需要，过失案件中的原告有义务接受辩护方专家证人的审查。这是为了杜绝出现对医生的恶意索赔，如果不同意审查，说明患者有意阻止合理的辩护。同样的原则适用于被告或原告提出审查与某一事件有关的任何医疗记录。

口腔医生的职责

直接医疗

不同于上述部分，下面内容将详尽阐述。口腔医生在诊治患者时，必须注意以下事项：

- 患者的健康
- 为患者提供专业建议
- 提供优质医疗
- 纠正可能发生的任何错误

对于特定的技术、方法或操作，口腔医生不必遵从单一意见。甚至在诊断问题上，法院也承认可能存在分歧。

在进行任何操作之前，医生均应获得患者同意。若未获得患者同意而进行任何操作，可能构成企图伤害罪或殴击罪。尽管在现实中，这种性质的指控通常会被法院驳回而判定过失索赔。同意的范围很广，本章后面将对此进行讨论。

病历保存

除了上述的法律限制外，医生有责任将病历保存完好，准确、实时记录。当发生情况时，回顾或添加注释常使这一问题复杂化。添加的内容通常是为了澄清细节，但法律上对此并不认可，并且增加辩护难度。因此，病历应尽可能在不影响临床操作的情况下同时完成。

口腔医生记录和收集的所有有关患者信息都是保密的，在未经患者同意的情况下，不能披露。应严格遵守保密权，只有在明确界定的情况下才能违反。因此，病历记录遵循及时、准确、保密原则。

法律及职业限制

口腔医生最后一项职责是遵守法律和职业限制。法律可能以多种方式影响临床操作，有些是明显的，有些是长远的。法律的存在是为了保护患者，例如口腔法案赋予口腔总理事会（GDC）法定权力。在其他国家，存在着其他具有不同程度权力的监管机构。在英国，GDC 发布的关于镇静的专业指导建议非常具体。口腔医生有责任遵守理事会给出的指导，如果不遵守可能被控专业行为失当，需要对任何类似指控作出回应。从更积极的方面来说，GDC 为口腔医生提供专业指导并避免不当操作。

很多监管部门包括消防、卫生和安全执行以及其他类似机构可以施加进一步的限制和指导。口腔诊所的每个成员都应该了解当前的情况并对相关要求予以关注。

刑事和民事指控

企图伤害罪和殴击罪这两个术语经常被使用，但人们却对其知之甚少。从技术上讲，企图伤害罪是针对某人的暴力威胁，而不是暴力行为本身。殴击罪可以定义为任何未经同意的身体接触，但通常是指侵犯某人的行为，如果一个人可以证明该接触完全是偶然的，或者他们是按照原告的意愿行事，则犯罪行为不成立。在一些医疗法律案件中，一些原告试图提起刑事诉讼，将知情同意问题指控为企图伤害罪和殴击罪，但往往不会成功。法院通常规定医疗事故的索赔应以疏忽罪进行审理，即民事索赔而非刑事犯罪。

然而对于患者来说，他们可能不知道是否有权获得赔偿，除非在法庭上成功证明医生有过失。为了成功证明过失的发生，原告必须证明：

1）欠缺医疗责任

2）违背医疗责任

3）违背医疗责任而导致对患者的伤害

患者通常可以证明医疗责任欠缺，但同时证明上述第 2 点和第 3 点并不容易，有时会导致决策过于武断。

在某些情况下，医疗过失问题极具争议性。因此，有许多关于医疗事故诉讼制度的批评，在一些国家存在"无过错"赔偿制度，其中赔偿金按固定支付比例给予，原告在医疗事故后无须证明过失即可获得赔偿。有人认为这样的制度更好，也有人认为这种制度可能会降低职业标准。

知情同意

依据相关法律，患者有权决定采用何种治疗方式。因此，无论是提供个人护理还是进行大手术，有效的知情同意至关重要。

医学上的同意是指患者同意由医务人员提供医疗照护。患者可以非口头（例如抬起他们的手臂用以测脉搏）、口头或书面方式表示同意。为使同意有效，患者必须：

- 有能力做出特定决定
- 已获得足够的信息以做出明智的选择
- 没有在胁迫下行事

一个人可以在没有压力的情况下选择同意或拒绝任何检查、调查或治疗。如果患者已经同意接受手术，则没有理由指控殴击罪（尽管他们仍然可以声称过失侵权）。因此，在法庭上，医生必须能够证明患者是否同意。

证明同意

同意有时可以简单地通过参考患者的动作来实现，例如，躺在口腔椅上张开嘴几乎肯定是患者同意进行口腔检查的充分证据。在这种情况下，不需要书面签名，然而，在静脉镇静下进行复杂修复时，患者因意识受影响而在知情同意书上签字是无效的证据。口腔医生有义务向患者解释，使患者了解手术的性质、相关的风险和益处以及任何可能的替代治疗方法。同意书均包括医生签字部分，证明他们已向患者解释了细节。即便如此，同意书本身并不一定是获得同意的充分证据。

患者信息

一个备受瞩目的案例（NM vs Lanarkshire，2015）强调了医生在进行治疗前确保获得患者知情同意的重要性。该案件描述了一名患有脑瘫的孩子母亲 NM，起诉拉纳克郡健康委员会，认为她的医生应该告知她，孩子在分娩时会出现肩难产的风险。她还认为，医生应该告诉她存在剖宫产这一替代分娩方案，可以避免风险以及对孩子造成的伤害。

在确定应向患者提供多少信息时，本案得出结论：医生和患者关系的基本要求是有决策能力的患者了解他可以选择的治疗方案；每种选择的风险和收益；医生支持他们选择最佳治疗方案。

另一个著名案例（Sidaway 案）的判决也强调了医生提供足够信息以帮助患者做出明智选择这一原则。实际上，口腔医生必须提供与患者相关的信息且尽可能完整和公正。

患者年龄

患者的年龄与同意法有关。法律将十八岁以上的自然人定义为成年人。从这个年龄开始，如果他们有能力代表自己做出决定，那么他就具有民事行为能力。

具有民事行为能力的成年人必须能够：

- 了解建议治疗的方法及其利益和风险，
- 了解可供选择的替代疗法，
- 了解不接受治疗建议的后果，
- 给予足够长的时间以做出没有任何利益方压力的自由决定。

关于 16 岁至 18 岁人群的法律很复杂，16 岁以下的儿童则更是如此。实质上，当儿童同意接受治疗时，同样的一般原则也适用。过去，要求父母代表 16 岁以下的孩子签署同意书，但在法律上，如果孩子有能力，他们可以签署手术和镇静的知情同意。能胜任的年龄没有明确定义，不能严格定义在 16 岁。对于幼儿来说，如果孩子拒绝接受治疗，他们的父母完全有权驳回他们的拒绝，但随着孩子年龄的增长，应谨慎考量。当儿童成为法院监护对象时，法院也有权力驳回儿童的拒绝，仍须谨慎使用。对于受抚养的儿童，也需要得到法定监护人、养父母和地方当局的同意。

同意的能力

同意问题中最为困难的部分可能是那些被认为没有行为能力的成年人。目前，没有人可以代表无行为能力的成年人授权同意（除非他们经过事先的书面授权），口腔医生必须尽可能从患者的最佳利益出发，尽可能就任何治疗方案的可行性获取两个独立的专业意见。应记录对患者行为能力的评估，为什么医务人员认为治疗符合患者的最佳利益，以及患者身边人的参与过程。

医生的首要责任是照顾患者，必要情况下应向法院证明这一点。当孩子无行为能力时，父母可以代表 16~18 岁的儿童表示同意。2005 年《精神能力法案》（英格兰和威尔士）、苏格兰《无行为能力成人法案》（2000 年）管理此类事件，任何可能引起争议的案件都应寻求专家意见。

评估患者的行为

例如，英格兰和威尔士的《精神能力法案》（2005 年）处理能力问题时指出：

• 首先假定一个人有行为能力，除非明确缺乏行为能力；

• 一个人不应被视为无法做出决定，除非所有尝试都没有成功；

• 不应仅仅因为做出不明智的决定而将某人视为无法做出决定；

• 根据本法案为缺乏行为能力的人或代表缺乏行为能力的人所做的行为必须符合患者的最佳利益；

• 在采取行动或做出决定前，必须考虑是否可以通过有效减少对人的权利和行动自由的限制来实现目的。

在评估一个人的行为能力时，必须满足以下因素：

• 患者能否理解并保留相关的治疗信息？

• 患者是否相信？

• 患者是否可以权衡利弊并加以选择？

如果患者未能满足这些测试中的任何一项，证明他缺乏行为能力，临床医生可以从患者的最佳利益出发。

苏格兰的情况有所不同，如果成年人不具备同意的能力（除了在紧急情况下或有代理决策者），必须出具无行为能力证明才能为其提供护理或治疗。

风险评估

风险评估本质上是一种管理工具，用于最大限度地减少不良事件的发生，但它也可以应用于临床，效果显著。应变被动为主动，将错误扼杀在萌芽中，而不是在错误的驱动下作出改变。

风险评估中要考虑的领域包括治疗信息和知情同意、员工培训、转诊机制、标准化程序和标准设施等。应定期重复进行系统性风险评估，解决所发现的问题并制定解决方案，一段时间后对解决方案也进行评估。所有临床相关人员都必须参与这一过程并鼓励他们不断努力提高标准。

处理镇静相关事件

患者在口腔治疗中接受镇静时出现并发症的概率极低。然而，仍有关于严重并发症的报道。在这种情况下，应遵循一系列程序并提出问题。这样做的目的是确定：

1）出了什么问题，为什么会出问题？

2）是否遵循适当的预评估程序？

3）镇静技术是否使用合理且由合格人员正确操作？

4）是否有适当的支持人员随时待命？

5）工作人员是否遵循了正确的复苏程序，并且所有必需的药物和设备都是可用的？

如果口腔医生对于第一个问题可以给出理由，并对剩下的问题给出肯定的回答，则无须担心。如果不是，则需要找出问题所在，以应对法院就不良事件作出的裁决。

与镇静相关的每个人都必须确保从患者的利益出发采取安全有效的操作。绝大多数情况下，这是毫无疑问的；在发生意外事故的少数情况下，谨慎、及时的干预可确保小问题不会成为临床或法律上的灾难。对于大多数患者而言，清醒镇静使他们能够进行口腔治疗，而这一操作最多会让患者感觉不舒服，而不应该出现更糟糕的情况。对于医生而言，清醒镇静是提供治疗和患者管理的有力工具。

（王晓霞　孙萌　译；刘冰　审）

参考文献

Mental Capacity Act, 2005. ［2017-06］. www.legislation.gov.uk/ukpga/2005/9/contents (Accessed June 2017).

拓展阅读

Department of Health, 2001. Good Practice in Consent Implementation Guide: Consent to Examination or Treatment. London: HMSO.

Johnston C, Liddle J, 2007. The Mental Capacity Act 2005: a new framework for healthcare decision making. Journal of Medical Ethics, 33(2): 94–97.

Scottish Government, 2000. Adults with Incapacity (Scotland) Act 2000. ［2017-12］. http://www.legislation.gov.uk/asp/2000/4/contents (accessed 12 April 2017).